Sharon Gannon

Yoga und Vegetarismus
Fleischlos zur Erleuchtung

Aus dem Amerikanischen
von Stephanie Orion

Die amerikanische Originalausgabe
Yoga and Vegetarianism – The Diet of Enlightenment
ist erschienen bei Mandala Publishing/Insight Editions,
10 Paul Drive, San Rafael, CA 94903 USA
www.mandalapublishing.com
This translation published by arrangement
with Insight Editons.

Copyright der deutschen Ausgabe © 2012 Theseus
in **J. Kamphausen Verlag & Distribution GmbH,** Bielefeld

ISBN 978-3-89901-706-9

Übersetzung ins Deutsche: Stephanie Orion
Lektorat: Christina Raftery | Susanne Klein
Layout: Kerstin Fiebig [ad department, Bielefeld]
Druck & Verarbeitung: Westermann Druck, Zwickau
Illustrationen: Lallo Lemos

www.weltinnenraum.de

1. Auflage 2012

Bibliografische Information der Deutschen Nationalbibliothek:
Die Deutsche Nationalbibliothek verzeichnet diese Publikation
in der Deutschen Nationalbibliografie; detaillierte bibliografische Daten sind im Internet über http://dnb.d-nb.de abrufbar.

Dieses Buch wurde auf 100 % Altpapier gedruckt und ist
alterungsbeständig. Weitere Informationen hierzu finden Sie
unter www.weltinnenraum.de.

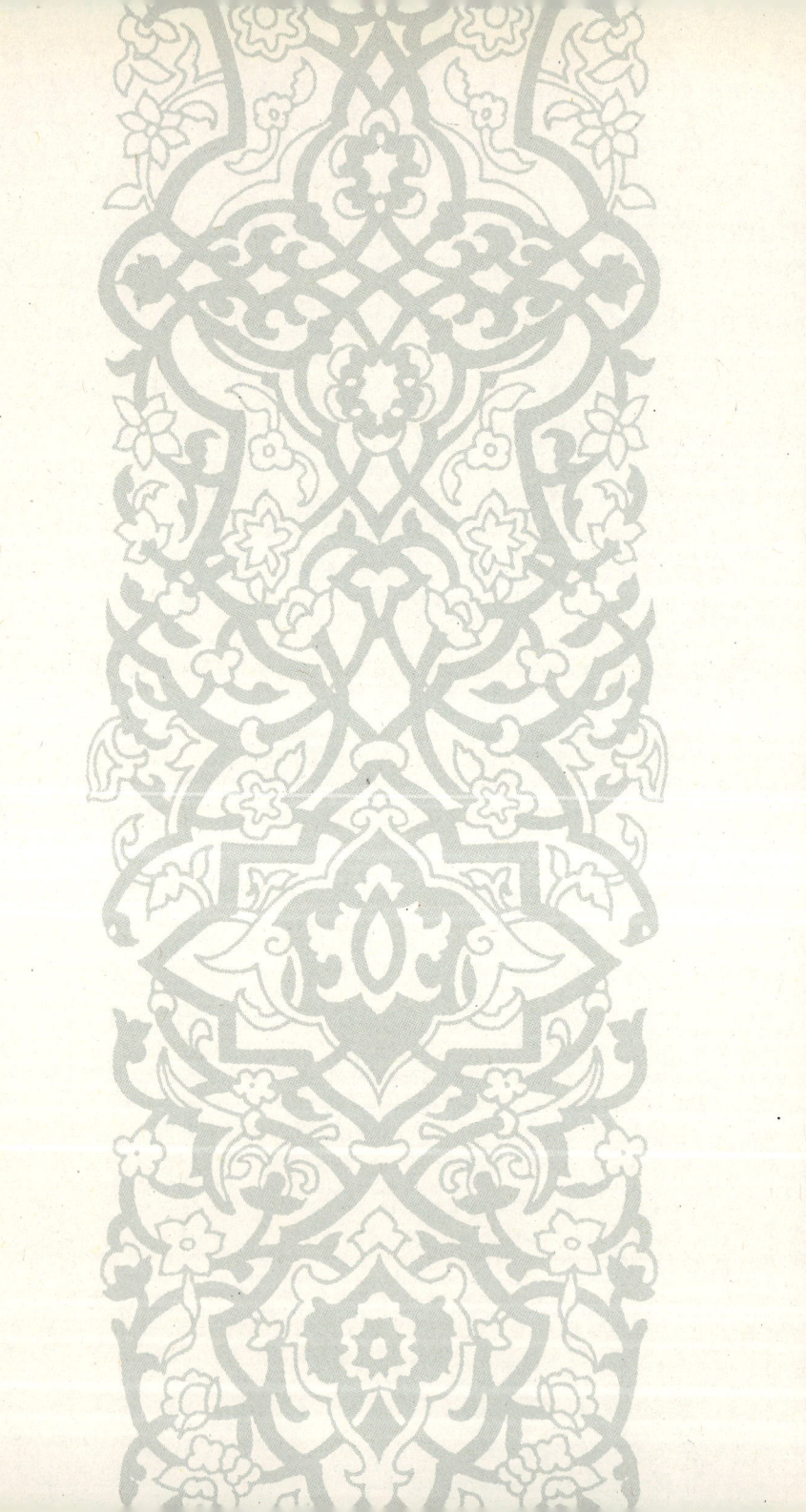

widmung

Für alle, die frei sein wollen.
Für alle, die nicht von anderen verletzt werden wollen.
Für alle, die nicht belogen werden wollen –
sondern wollen, dass man ihnen zuhört.
Für alle, die nicht in Armut leben wollen.
Für alle, die krank sind und gesund werden wollen.
Für alle, die sich für den Sinn ihres Lebens interessieren.

Dieses Buch ist euch,
den Menschen des Planeten Erde, gewidmet,
den gegenwärtigen und zukünftigen Bewohnern
dieses Universums.

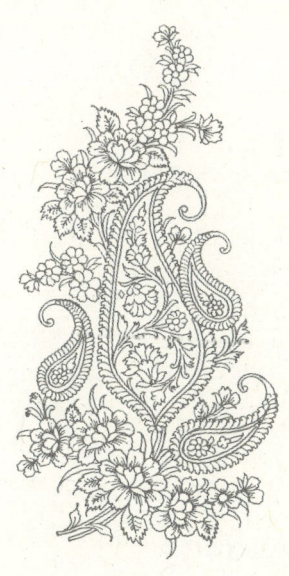

ínhàlt

vorwort

von Patrick Broome

Im Yoga geht es darum zu erkennen, was die Welt in ihrem Innersten zusammenhält. Dieses Gesamtbild geht überall verloren. Wir entfremden uns immer mehr von unserem Körper, unseren Mitmenschen und unserer Umwelt. Yoga zielt auf tiefe Intimität ab. Ist diese enge Beziehung einmal hergestellt, dann sollten wir die Werte, mit denen Beziehung gelingt, zu den Prinzipen des Zusammenlebens aller Spezies machen: Vertrauen, Toleranz, Rücksichtnahme, Zuhören und Zusammenarbeit.

Nahrung liefert die Grundbausteine für unseren Organismus. Gleichzeitig ist Nahrung ein kraftvoller Träger von Energie. Pflanzliche Nahrung enthält diese Energie in der reinsten Form. Wachstum und Transformation werden möglich. Durch frische pflanzliche Nahrung heilen wir erst uns und dann den Planeten. Dies gilt umso mehr, als die Zerstörung nicht mehr allein Menschen betrifft, sondern den Planeten als Ganzes. Es ist dringend notwendig, dass jeder Mensch die Verantwortung für seine Entscheidungen und sein Handeln wahrnimmt. Und als Vegetarier fügen wir uns selbst, den Tieren und unserem Planeten den geringsten Schaden zu.

Yoga und Vegetarismus gehen deshalb schon seit sehr langer Zeit Hand in Hand. Die direkteste Methode zur Herbeiführung positiver Veränderungen im Körper ist eine bewusste Ernährung. Und es wurde höchste Zeit, dass uns Sharon Gannon daran erinnert, dass letztlich nur die Kombination von Yoga und pflanzlicher Ernährung zum Zustand des Yoga (Einheit) führen kann. Basierend auf dem Grundgedanken „Alles ist eins" ist es nur konsequent, nichts und niemand töten und essen zu wollen und so wenig Schaden in der Welt anzurichten wie möglich. Außerdem führt diese Kombination am schnellsten zur Befreiung der Lebenskraft.

Als letzte Instanz hab ich jedoch nur eine Legitimationsquelle: mein eigenes Mitgefühl. Und da reicht mir persönlich der Blick in die Augen einer Kuh, um jeglichen Appetit auf einen Hamburger vergehen zulassen. Doch für die meisten Menschen hat das Fleisch auf dem Teller bisher noch kein Gesicht, keinen Namen, kein Schicksal. Die Verbindung zwischen den Kühen auf der Weide und dem Steak auf dem Teller ist verloren gegangen. Und ebenso ist das durch den Fleischkonsum erzeugte Leid vergessen: das Leid unseres Planeten, den wir so missbrauchen; das Leid der 1,2 Milliarden unterernährten, weil fehlernährten Menschen; das Leid der Milliarden von Schlachttieren. All dieses Leid entstand aus nur einem Grund: industrieller Profitgier.

Es stimmt mich immer wieder traurig zu sehen, wie und mit welchen Mitteln die Tierzucht-Lobbyisten Einfluss nehmen. Sie versuchen, uns zu suggerieren, Fleisch sei „ein Stück Lebenskraft" – ohne das wir nicht leben könnten. Dabei beweisen etliche Studien, dass vor allem unsere tierproteinreiche Ernährung für einen Großteil unserer Krankheiten und Ängste verantwortlich ist.

Als Yogis tragen wir Verantwortung. Verantwortung für uns selbst und für die anderen Menschen, die Gesellschaft, alle Lebewesen, unseren Planeten. Auch hier gilt: Alles ist miteinander verknüpft. Und der einfachste Weg, all dem Leid ein Ende zu setzen, ist, sich noch heute für eine rein pflanzliche Ernährung zu entscheiden.

Und lasst euren Tisch einen Altar sein, auf dem das Reine und Unschuldige des Waldes und des Feldes geopfert wird für das, was noch reiner und unschuldiger im Menschen ist. **Khalil Gibran**[1]

Patrick Broome, promovierter Psychologe und Advanced Jivamukti Yogalehrer, ist Pionier des Jivamukti Yoga in Deutschland und Gründer und Co-Leiter des Jivamukti Yoga Center in München-Schwabing.

---

1) „Vom Essen und Trinken" aus: Khalil Gibran, Der Prophet (Ostfildern: Patmos, 2010)

vorwort
der amerikanischen Originalausgabe
von Ingrid Newkirk

Seine Heiligkeit der Dalai Lama, eine der erleuchtetsten Seelen unter uns, der die meiste Zeit seines Lebens unter ständiger Bedrohung lebt, schrieb 2008: „Meine Religion ist Freundlichkeit."

Obwohl Seine Heiligkeit mehr Verfolgung erlebt hat als die meisten, ist er sicherlich nicht der erste große Denker, der den überwältigenden Nutzen des Mitgefühls erkannt hat. Im 19. Jahrhundert verkündete der amerikanische Schriftsteller Henry James, dass drei Dinge im Leben wirklich wichtig seien. Das Erste sei es, freundlich zu sein, schrieb er. Das Zweite sei es, freundlich zu sein. Und wie man zweifelsohne schon vermutet hat, auch das Dritte sei es, freundlich zu sein.

„Freundlichkeit" ist ein Zauberwort, das mit umfassend positiver Haltung jedes Wesen dieses Universums mit allen anderen verbindet. Durch Meditation und Selbsterkenntnis beginnen Yogis diese scheinbar unrealistische Vernetzung zu erkennen, von der viele Menschen nur träumen. Dennoch gibt es klare und einfache Schritte, die alle „Normalsterblichen" befolgen können, um zu diesem Verständnis zu gelangen.

Sharon Gannon, die Autorin dieses Handbuchs fürs Leben, ist sich der immensen Kraft der Freundlichkeit bewusst und lehrt, dass diese unseren spirituellen Horizont erweitern und unsere persönliche und kollektive Geschichte entscheidend prägen kann. Sie ist einer der mitfühlendsten Menschen, die ich je getroffen habe, und empfindet eine tiefe Liebe für andere, egal welcher Art sie sein mögen – von der Maus bis zum Menschen, vom hungernden Kind bis zum Superstar. Man kann dies nicht nur in ihren Augen sehen, es strahlt scheinbar sogar durch ihre Haut. Sie besitzt das Leuchten, das von innerem Frieden kommt. Ihre schmale Statur täuscht; darin steckt ein kraftvoller Geist, der die im Alltag unterschätzte Fähigkeit hat, Mitgefühl zu empfinden: Mitgefühl für andere, und zwar für alle anderen, seien es Bekannte, Fremde oder alle Wesen des gewaltigen Tierreiches.

Sharon wurde zu einer Zeit Yogalehrerin, als Yoga als Fitness-Trend betrachtet wurde. Aufgrund ihrer uneingeschränkten Hingabe an das Lehren des Yoga, um durch Mitgefühl für alle Wesen Erleuchtung zu erlangen, musste sie den Skeptizismus ihrer Altersgenossen und Kollegen erdulden. Von Beginn an ließ sie in ihre heute sehr bekannte Yogamethode die Rechte der Tiere und die Relevanz veganer Ernährung einfließen. Durch ihre genaue Kenntnis des Sanskrit und der Yoga-Sutras kann sie Zitate aus den Yoga-Schriften verwenden, um sich für die Tiere einzusetzen und zu zeigen, dass auch diese unser Mitgefühl verdienen. Anfangs bezeichneten sie ihre Kritiker als zu „extrem", wenn sie ihre politischen Ansichten und ihre Sicht der Ernährung mit in den Yogaraum brachte. Trotzdem hat sie ihre Arbeit fortgesetzt – wie alle radikalen Aktivisten es bisher getan haben – und damit bei vielen Yogis und anderen dauerhafte Veränderungen in der Sicht auf die Tiere und sich selbst bewirkt. Bereits als kleines Mädchen begann Sharon, von ihren tierischen Freunden und

Beschützern zu lernen. Die Menschheit lernt noch immer, aber statt Erleuchtung wird ihr meist nur Unterhaltung geboten: Konventionelle Medien berichten eher verniedlichend als respektvoll von der wunderbaren Inspiration zum Lernen, die von den Tieren ausgeht.

Es ist unumstritten, das alle anderen Tiere (wir sind auch nur eine Tierart) unsere Fähigkeit zu Liebe, Trauer, Freude und Schmerz teilen. Irgendwann einmal nahmen wir die Erde in Besitz, nahmen alles, was wir haben wollten, von allem und jedem, der nicht in der Lage war, sich zu verteidigen, einschließlich der Menschen anderer Hautfarben und Fertigkeiten. Damals war es auch zulässig, die Tiere wie unbelebte Objekte zu behandeln. Wenn wir unsere Herzen und unseren Geist nicht völlig verschlossen haben, würdigen wir sie heute als empfindsame Lebewesen, die eine „Seele" haben wie wir auch. Wir sehen, dass wir von „anderen" umgeben sind, deren Leben mit unserem verwoben sind. Wir erkennen, dass Tieren an ihrer Freiheit genauso viel liegt wie uns an unserer, ob sie nun in unserem Garten herumkriechen oder über unseren Köpfen fliegen. Sharon macht klar, dass Tiere keine Bedrohung für uns sind. Sie sind unsere Nachbarn und Verbündeten. Ihre Hilfe anzunehmen bringt uns der Einheit allen Lebens näher. Der Schriftsteller Henry Beston schrieb: „Wir brauchen ein anderes, weiseres und wahrscheinlich mystischeres Konzept der Tiere. [...] Wir schauen auf sie herab, wegen ihrer Unvollkommenheit und wegen ihres tragischen Schicksals, eine Lebensform so weit unter der unsrigen zu seln. Aber darin irren wir uns, irren uns sogar sehr. Das Tier sollte nicht am Menschen gemessen werden. In einer Welt, die älter und vollkommener ist als unsere, bewegen sie sich in ausgereifter und vollendeter Form, ausgestattet mit erweiterten Sinnen, die wir verloren oder niemals erlangt haben. Ihr Leben wird von Stimmen geleitet, die wir niemals hören werden. Sie sind nicht unsere

Brüder, sie sind keine Untergebenen; sie sind einfach andere Völker, mit uns gefangen in Leben und Zeit, Mitgefangene im Glanz und in der Mühe auf dieser Erde."

Durch ihre persönlichen Geschichten und Einsichten entführt uns Sharon in andere Welten. Sie erinnert uns daran, wer Tiere sind. Elefanten betrauern ihre geliebten Verwandten, die gestorben sind, Präriehunde verwenden Substantive, Krähen machen und benutzen Werkzeuge, Mäuse kichern, Kühe machen Freudensprünge, wenn sie ein Rätsel gelöst haben, und Vögel suchen heilenden Lehm, um ihre Wunden zu behandeln. Sie öffnet uns für die Tatsache, dass alle Lebewesen kommunizieren: Nashörner benutzen den Atem als Sprache, Delphine kommunizieren, indem sie einander komplexe Bilder schicken. Kühe erkennen die fast unsichtbaren Gesichtsausdrücke der anderen Kühe. Frösche nutzen Vibrationen, um sich gegenseitig Nachrichten zuzutrommeln. Tintenfische können auf der einen Seite mit einem Artgenossen flirten, während sie auf der anderen Seite einen anderen Tintenfisch abwehren, indem sie Nachrichten mit unterschiedlichen Wellenlängen und Farbmustern auf der jeweiligen Seite ihres Körpers aussenden. Vögel singen in Frequenzen und Tempi, die zu hoch und zu schnell für uns sind und die wir nur hören können, wenn wir mit ausgereiften Apparaten diese Klänge auffangen und die Aufnahmen verlangsamen. Sharon hilft uns zu erkennen, dass Spielen ein komplexes Konzept ist und für alle Tierarten eine wahre Freude sein kann. Das gilt nicht nur für Wildkatzen und Hunde oder für gezähmte Tiere, die mit eingezogenen Krallen umhertollen, sich zum Spaß beißen und gegenseitig ärgern. Sie ermuntert uns, zu sehen, dass wir mit allen anderen Tieren nicht nur Gefühle, sondern auch unzählige Charakterzüge und Fähigkeiten teilen, von denen einst angenommen wurde, sie seien nur dem körperlich tüchtigen, weißen Mann zu eigen – und dann dem Menschen allgemein. Beispielsweise können Fische die Zeit angeben. Tintenfische bewegen ihre Fundobjekte an den Wänden ihrer Behausung so lange hin und her, bis ihnen die Dekoration gefällt, Raben tricksen sich gegenseitig aus, Hirsche riskieren ihr Leben, um an der Seite eines verwundeten Kameraden zu bleiben, und Hühner machen an einem kalten Morgen die Heizung in ihrem Stall an, wenn sie die Möglichkeit dazu bekommen.

Dies sind nur einige der unzähligen Beispiele, wie Tiere fühlen und wo ihre Interessen liegen. Mit diesem Wissen müssen wir in uns selbst damit beginnen, allen Hass, alle Vorurteile und allen Egoismus abzulegen und die Tiere als unsere Freunde zu betrachten vor allem, wenn wir danach streben, uns in unserem Menschsein zu verbessern. Tiere sind Individuen mit Familien, die genau wie wir verletzlich und hoffnungsvoll durch das Leben reisen, voller Träume und Sehnsucht danach, dem Leiden zu entkommen. Dieses Buch öffnet Augen und Herzen für die wunderbare Perspektive, dass wir Teil eines viel größeren Lebens sind. Hier auf der Erde kann man finden, was all die Weltraumprogramme weit draußen suchen: die Verbindung mit intelligenten Lebensformen.

Wir gehen durchs Leben und haben dabei viele Lektionen zu lernen. Wenn wir uns bemühen, unser Mitgefühl ohne Einschränkung und ohne etwas im Gegenzug dafür zu verlangen, auf alle auszuweiten, erkennen wir unser Potenzial als wahrhaft gute Menschen.

Ingrid Newkirk ist die Gründerin und Präsidentin von *PETA, People For The Ethical Treatment Of Animals* (Menschen für den ethischen Umgang mit Tieren). Als Autorin veröffentlichte sie die Bücher *Making Kind Choices* (Freundliche Entscheidungen treffen) und *One Can Make a Difference* (Man kann etwas bewegen).

prolog

Oft fragen mich Yogaschüler: „Was hat Yoga mit Vegetarismus zu tun?" Mit diesem Buch hoffe ich, diese Frage beantworten zu können. Meine Leitlinie hierfür ist einige Jahrtausende alt, aber ungebrochen relevant für unsere Gegenwart und unsere Zukunft. Ich muss keine Argumente erfinden, sondern orientiere mich an Patañjalis Yoga-Sutras, den Texten, die die philosophische Grundlage des Yoga geschaffen haben.

Vor vielen Jahren war mein zunächst einziger Grund, Yogalehrerin zu werden, dass ich mich dadurch nachhaltiger für Tierrechte einsetzen konnte. Ich war voller Hoffnung, dass ich – auf welche Weise auch immer – einen Beitrag zur Weiterentwicklung des menschlichen Bewusstseins leisten könne. Das Ziel stand fest: Gemeinsam sollten wir beginnen können, uns selbst als heilig und Teil des großen Ganzen zu sehen.

In den klassischen Schriften Patañjalis fand ich logisch nachvollziehbare Argumente zum Schutz unserer Mitbewohner auf der Erde, der anderen Tiere. Und sie ermöglichten mir, diese auf mitfühlende, freudige und wertfreie Art zu formulieren.

Natürlich war ich nicht die Erste, die sich in dieser Richtung engagierte. Aber immer wieder fielen mir Brüche auf:

Einige Leute nennen sich „Tierschützer", glauben aber dennoch, es sei in Ordnung, die Tiere zu benutzen – sie sogar zu essen –, solange sie vor ihrem Tod ein schönes Leben hatten. Ich sehe das anders. Die Ausbeutung von Tieren zur Befriedigung unserer selbstsüchtigen Bedürfnisse ist keineswegs statthaft. In diesem Sinne kann man mich als Abolitionistin bezeichnen.[2]

In den Yogasutras beschreibt Patañjali einen achtgliedrigen Pfad zur Befreiung, den sogenannten Raja Yoga. Den ersten Schritt nennt er *Yama,* Beherrschung. Er umfasst fünf ethische Vorschläge zur Lebensführung. Sie beziehen sich darauf, wie Yogis mit anderen umgehen sollten. Alle sprechen ganz klar für eine vegetarische Ernährung. Das erste Yama, das Patañjali beschreibt, ist *Ahimsa* oder Gewaltlosigkeit. Sobald Ahimsa ein fester Bestandteil unseres Lebens geworden ist, werden Patañjali zufolge auch andere aufhören, uns zu schaden. Unendlich vielfältige Formen von Gewalt sind der Grund dafür, dass es auf der Welt so viel Leid gibt. Falls es uns möglich ist, die Gewalt zu minimieren, können wir auch das Leiden verringern. Patañjali sagt, dass zukünftiges Leid vermieden werden sollte. Ahimsa ist für ihn der Weg dorthin: Stoppt die Gewalt, und das Leid wird aufhören. Wenn wir ganz und gar im Zustand des Friedens ruhen können, brauchen wir keine anderen Yogapraktiken mehr. Patañjali war allerdings auch Realist: Er hat durchaus erkannt, wie selten ein Mensch den vollkommenen Zustand von Ahimsa verwirklichen kann. Aus diesem Grund hat er uns ein paar weitere Richtlinien auf den Weg gegeben.

---

2) Dieser Begriff entstammt der amerikanischen Bürgerkriegszeit und bezeichnete die Personen, die sich nicht nur für eine teilweise Aufhebung oder Einschränkung, sondern für die vollkommene Abschaffung der Sklaverei aussprachen. Heute wird dieser Begriff im Zusammenhang mit der Tierrechtsbewegung verwendet: Dort setzten sich „Abolitionisten" dafür ein, dass Tiere nicht mehr als Besitz oder Eigentum betrachtet werden, sondern ihre Existenz um ihrer selbst willen anerkannt wird.

Jedes Jahr werden Milliarden von Tieren für den menschlichen Verzehr geschlachtet. Zuvor haben sie ihr Leben in Massentierhaltung zugebracht, wo ihnen unaussprechliches Leid zugefügt wurde. Diese Tatsache allein ist ein guter Grund für jeden Yogaübenden, sich vegetarisch zu ernähren. Auch der Nutzen für die eigene Gesundheit wurde nachgewiesen: Eine vegetarische Ernährung kann koronaren Krankheiten[3] und Krebs[4], heutzutage zwei der Haupttodesursachen, vorbeugen oder sogar entgegenwirken. Der verheerende Effekt, den der Verzehr von Fleisch, Fisch und Milchprodukten auf Luft, Wasser, Erde und das gesamte Ökosystem unseres Planeten hat, ist ein weiterer Anlass für die Yogis, eine vegetarische Ernährung in Betracht zu ziehen – schließlich pflegten sie seit jeher eine enge Verbindung zur Natur. Mit unserer Praxis wollen wir Yogis letztendlich dem Ziel der Erleuchtung näher kommen. Das bedeutet, die Einheit und Verbindung aller Wesen und Dinge zu erkennen – nicht nur die der Menschen. Wenn wir unser Mitgefühl auf die Tiere ausweiten, hat das positive Auswirkungen auf unser Karma. Daraus resultiert ein innerer Zustand, der Erleuchtung ermöglicht.

Mein eigener Weg als Veganerin und einer sich für die Tierrechte einsetzenden Yogalehrerin begann im Alter von drei Jahren. Ich lebte mit meiner Mutter, meinem Vater, meinem kleinen Bruder und meiner Freundin „Frau Gans" in Florida. Meine Eltern bezeichneten Frau Gans[5] als meine „unsichtbare Fantasiefreundin". Zu dieser Zeit wusste ich nicht, was das ist. In meiner Vorstellung war Frau Gans eine Gans, die nur wenige Zentimeter größer war als ich

---

3) John Robbins, *The Food Revolution* (Berkeley: Conari Press, 2001) S. 19
4) World Cancer Research Fund and American Institute for Cancer Research, *Food, Nutrition and the Prevention of Cancer* (World Cancer Research Fund, 1997) S. 456 f.
5) Original: Mrs. Goose (Figur aus englischen Märchen und Kinderreimen)

selbst. Wir lebten in einem großen gemieteten Haus am Rande des Everglade Forest. Eines Tages, als wir vom Einkaufen zurückkamen, sprangen Frau Gans und ich aus dem Auto und liefen um die Wette bis zur Haustür. Auf den Steinstufen der Veranda fiel uns etwas sehr Buntes ins Auge. Frau Gans sagte mir, ich solle langsamer laufen und ganz still sein. Sie watschelte ein Stückchen näher, um einen Blick darauf zu werfen, und sagte mir dann, ich könne behutsam näher kommen. Als ich näher kam, erkannte ich ein glänzendes schwarz-rot-gelbes Geschöpf, das sich auf den Stufen sonnte. Es sah mich mit weit geöffneten Augen an und hob seinen Kopf, um etwas zu sagen. Sein Flüstern war so sanft, dass ich mich ganz nah an sein Gesicht heranlehnen musste, um es zu verstehen.

Gerade als das Wesen im Begriff war, mir etwas zu erzählen, hörte ich meine Mutter hinter mir schreien. Sie rannte herbei, stieß Frau Gans aus dem Weg und packte mich. Mein Vater kam mit einer Brechstange in der Hand angerannt, schlug auf die glänzende Dame ein und brach ihr das Genick. Ich hörte sie schreien und versuchte mich aus den Armen meiner Mutter zu befreien, um ihr zu helfen. Frau Gans tat ihr Bestes: Flügelschlagend und schnatternd versuchte sie einzugreifen. Mein Vater schlug nochmals auf die Dame ein, und dieses Mal brach ihr Körper entzwei. Meine Mutter ließ mich los. Ich rannte, um zu sehen, wie das schöne glänzende Wesen leblos in der Sonne lag. Ein Auge war noch offen, schimmerte und blickte mich an. Als der Wind durch die Zypressen strich, hörte ich sie hauchen. „Warum?"

Ohne es zu beabsichtigen, hatte ich den Tod einer schönen Korallenotter verursacht, die in der Sonne lag und niemandem etwas zu Leide tat. In diesem Moment wurde mir klar, dass ich die Fähigkeit hatte, die Handlungen anderer Leute auf positive oder negative Art zu beeinflussen, und dass ich in Zukunft vorsichtiger sein musste.

Du sollst nicht töten

Von der ersten bis zur sechsten Klasse besuchte ich eine katholische Schule. Jeden Morgen wurde der Tag mit einer Stunde Katechismus eingeläutet. In der ersten Klasse lernten wir die Zehn Gebote. An dem Tag, als wir das „Du sollst nicht töten" lernten, kam ich von der Schule nach Hause und erzählte meiner Mutter begeistert von dieser Anweisung. Sie bereitete gerade das Abendessen. In den Hirteneintopf schnitt sie Würstchen. Ich wusste bereits, dass Hamburger und Hot Dogs aus Tieren gemacht wurden, die getötet wurden, damit wir sie essen konnten. Deshalb brannte ich darauf, ihr von meinen neuen Erkenntnissen zu berichten. Sie antwortete: „Mach dir keine Gedanken. Es ist in Ordnung, dass wir diese Tiere schlachten. Genau dafür werden sie gezüchtet." Verwirrt zog ich von dannen, um über diese Aussage nachzudenken.

Ich war sehr verwirrt. Kurz zuvor hatte ich die Geschichte von Hänsel und Gretel und der Hexe gehört, die die beiden mästete, um sie später im Ofen zu garen und zum Mittagessen zu verspeisen. Ich war bestürzt, wütend und durcheinander, dass meine Mutter den Zusammenhang nicht zu sehen schien. Am meisten störte mich, dass ich ihr nicht vermitteln konnte, dass ein großer Teil unseres Tuns völlig falsch zu laufen schien. Ich erkannte, dass es nur einen Weg gab, das Verhalten meiner Mutter zu verändern: Ich musste mit ihr reden, ohne sie wütend zu machen. Also durfte ich selbst nicht wütend sein. Die Suche nach einer besseren Argumentationsweise begann.

Jahre später lebte ich als Tänzerin, Autorin, Musikerin und Malerin in Seattle, Washington. Dort lief 1982 *Der Tierfilm*[6], eine britische Dokumentation, die die Beziehung zwischen Mensch und Tier untersuchte. Ich wollte mir den Film ansehen, weil die Musik von Robert Wyatt stammte,

---

6) Englisches Original: *The Animals Film* (1981)

einem Komponisten, den ich sehr bewunderte. Die Schauspielerin und Oscar-Preisträgerin Julie Christie war die Erzählerin des Films.

Diese zwei Stunden und 20 Minuten im Kino veränderten mein Leben wie kein anderes Ereignis zuvor. Thema des Films ist die grausame, ausbeuterische und unmenschliche Art, in der Menschen Tiere behandeln. Der Film zeigt, wie Tiere zur Unterhaltung (vom Stoff- bis zum Haustier), zum Essen, zur Herstellung von Kleidung und als Opfer der Forschung zu militärischen und „wissenschaftlichen" Zwecken genutzt werden. Am Ende rettet die Tierbefreiungsorganisation ALF[7] Versuchstiere aus einem Labor. Der Film brachte mich dazu, radikal umzudenken: in Bezug auf meine Kunst, meine Mission als Künstlerin und das, was ich aus meinem Leben machen wollte. Wenn ich keinen Beitrag dazu leistete, den Wahnsinn, der in diesem Film dargestellt wurde, zu beenden – wo lag dann eigentlich der Sinn, in dem, was ich tat?

Vor diesem Film war ich mal mehr, mal weniger Vegetarierin. Aber nachdem ich ihn gesehen hatte, begann ich sofort, mich vegetarisch und bald darauf vegan zu ernähren. Tief berührt beschloss ich, einen Weg zu finden, das Leid der Tiere, das ich im Film gesehen hatte, zu beenden. Die Frage war nur, wie? Als ich meinen Freunden gegenüber versuchte, meine Gefühle zu formulieren, fanden sie mich zu emotional. Ich fühlte mich, als ob ich wieder und wieder mit meiner Mutter zu sprechen versuchte. Ich wusste, dass mir *Der Tierfilm* Einblick in eine Realität gegeben hatte, die nicht viele Leute zu sehen bekommen, geschweige denn überhaupt wahrhaben wollen. Ich selbst konnte die Wahrheit jedoch nicht länger verschweigen und erst recht nicht leugnen. Um die Situation der Tiere zu verändern, musste sich eine ganze Gesellschaft verändern –

---

7) *Animal Liberation Front* – Tierbefreiungsfront

eigentlich sogar eine gesamte Kultur. Die grundlegende Frage war aber: Konnte es überhaupt eine Veränderung im Kleinen geben, angefangen bei meinen Freunden und mir selbst? Konnte ICH mich verändern? Ich fühlte mich extrem unzulänglich und sprachlos.

Im diesem Zustand inneren Aufruhrs stürzte ich eine steile, rutschige Treppe hinab und verletzte mir den fünften Lendenwirbel. Dieser Unfall hatte zur Folge, dass ich zwei lange und schmerzvolle Wochen mein Bein nicht bewegen konnte. Ich erholte mich, aber manchmal verlor ich jedes Gefühl im Bein, wenn sich der Knochen verschob und den Nerv einklemmte. Mit meinem verletzten Rücken zog ich nach New York. Als allerletzte Maßnahme, um einen Eingriff zu vermeiden und dem Schmerz Einhalt zu gebieten, begann ich Yogastunden zu besuchen. Die Übungen halfen nicht nur meinem Rücken, sondern brachten alle Teile meines Wesens wieder in Einklang.

Bewegung im bewegten Leben

Während meiner ersten Yogastunden beobachtete ich etwas bis dahin sehr Außergewöhnliches: Ich konnte tiefer in meinen Körper hineinspüren und die ganze Palette an Urteilen, Annahmen und Meinungen in meinem Kopf deutlich wahrnehmen. Eine extrem schmerzhafte Erfahrung! Ich war tief bewegt, vielleicht das erste Mal in meinem sehr bewegten Leben. Ich war nicht mehr damit beschäftigt, aus meinem Körper auszusteigen – sondern ging abenteuerlustig immer weiter in ihn hinein.

Zuvor hatte ich meinen Körper als Objekt, als reines Werkzeug betrachtet. Aber ich wollte doch die Welt verändern, die Tiere retten und Frieden auf die Erde bringen! Um diese ambitionierten Dinge zu erreichen, brauchte ich einen Körper.

Die Yogapraxis machte mir bewusst, dass Ideen nicht ausreichen, um die Welt oder mein eigenes Leben zu verändern. Alles, was ich in der Welt um mich herum sehen wollte, musste erst Realität in meinem eigenen Leben, meinem eigenen Körper werden. Die Veränderung musste bei mir selbst und meiner Lebensweise beginnen, der Art, wie ich atmete und wie ich sprach. Yoga half mir, aus der kulturellen Prägung, der ich und auch alle anderen ausgesetzt waren, aufzuwachen. Durch Yoga erkannte ich, dass die meisten von uns an einer grundlegenden und krankmachenden Trennung leiden. Diese führt dazu, dass wir das eine sagen, während wir etwas ganz anderes meinen und schließlich etwas völlig anderes tun. Diese Krankheit wird von einem großen Mangel an Selbstvertrauen verursacht. Yoga zeigte mir, welch umfassende Wirkung das Wohlbefinden haben kann, das durch bewussten Atem (die Leben spendende Kraft) entsteht. Durch ihn können wir uns dem Leben zugehörig fühlen, anstatt damit zu hadern. Vor allem aber lehrte mich Yoga, dass das Leben uns die Möglichkeit bietet, freundlich zu sein. Freundlichkeit führt zu Mitgefühl. Mitgefühl ist wiederum die Voraussetzung für Erleuchtung, das Ziel des Yoga.

Durch die Yogapraxis habe ich viel über die Qualität und Bedeutung von Karma verstehen gelernt. Mir wurde klar, dass die Art und Weise, wie wir andere behandeln, den Blick auf unsere eigene Realität bestimmt. Diese Erkenntnis bestätigte die gemeinsame Reaktion von Frau Gans und mir auf die Schlange – sie zeigte mir, dass ich nicht allein in dem Glauben war, dass wir machtvolle Wesen sind, deren Handlungen Auswirkungen haben. Ich erkannte, dass sich dieser Einfluss nicht nur auf die abstrakte „gesamte Welt" auswirkt, sondern auf jeden um mich herum. Damit auch auf mich selbst. Aus genau diesem Grund bin ich schließlich Yogalehrerin und aktive Tierschützerin geworden.

Ich betrachte mich selbst als Aktivistin, als Yogaaktivistin und aktive Verfechterin der Tierrechte. Doch was bedeutet es, Aktivist zu sein? Ein Aktivist ist jemand, der aus eigener Kraft Veränderung in der Welt erreichen möchte. Wir alle wissen, dass Schuldzuweisungen und der Versuch, andere zu verändern, ein sinnloses Unterfangen sind. Wenn wir dem Problem nicht auf den Grund gehen, kann unsere Anstrengung nur in Frustration enden.

Kein Außen da draußen

Yoga ist eine effektive Form des Aktivismus, denn er lehrt uns, dass es da draußen kein „Außen" gibt. Was wir in der Welt um uns herum sehen, ist ein Spiegelbild dessen, was wir in uns tragen. Unsere momentane Realität ist eine Projektion unserer inneren Wirklichkeit. Diese innere Realität entsteht wiederum aus altem Karma. Unser vergangenes Karma resultiert daraus, wie wir andere behandelt haben. Wie in der Vergangenheit mit anderen umgegangen sind, bestimmt unseren momentanen Zustand und alles, was uns umgibt.

Wir erschaffen die Welt, in der wir leben. Wenn wir etwas, das uns missfällt, verändern wollen, müssen wir damit beginnen, zu verändern, was wir an uns selbst nicht mögen. Das ist eine Aufgabe, der wir gewachsen sind und die wirklich erfolgreich Veränderung in der Welt bewirken kann.

Wir befinden uns inmitten einer globalen Krise. Die meisten Wesen (und damit meine ich uns Menschen) haben das noch nicht begriffen. Die meisten Leute verstehen nicht, dass wir diese Krise selbst verursachen. Viele von uns, die sich dessen bewusst sind, wissen nicht, was sie dagegen tun können. Die Popularität des Yoga in dieser globalen Krisenzeit empfinde ich keineswegs als Zufall. Yogis werden als Menschen definiert, die im Einklang mit der Erde leben möchten. Durch diese gute Beziehung möchten sie ihr Karma klären, so dass Erleuchtung stattfinden kann. Im Zustand der Erleuchtung erkennt man die

Einheit allen Seins oder die Verbindung aller Lebewesen miteinander. Ein solcher Bewusstseinswandel birgt das Potenzial, unseren Planeten zu retten.

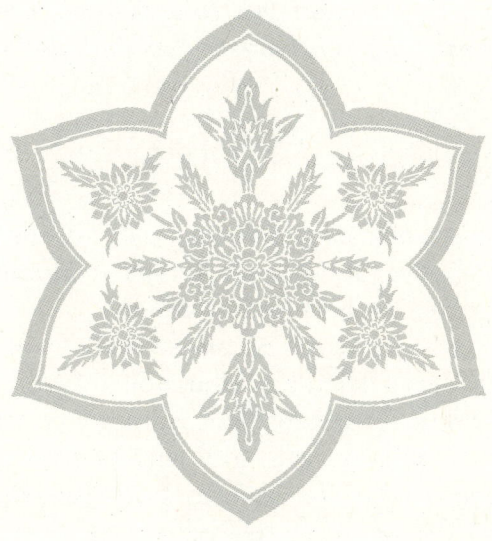

lokah samastah sukhino bhavantu

Mögen alle Wesen überall glücklich und frei sein, und mögen meine Gedanken, Worte und Taten ihren Beitrag zu diesem Glück und dieser Freiheit aller leisten.

Lasst uns dieses Mantra näher ansehen:

Lokah: Ort, Sphäre, alle in diesem Moment existierenden Welten

Samastah: alle Wesen, die am selben Ort verweilen

Sukhino: glücklich und freudvoll, frei von Leid

Bhav: die göttliche Stimmung oder der Zustand der Einheit

antu: so soll es sein, so möge es sein

(*Antu* wird hier als Endsilbe benutzt und macht damit aus diesem Mantra ein kraftvolles Versprechen.)

Dieses Mantra kann jeder von uns jeden Tag sprechen. Es erinnert uns daran, dass die Beziehung zu allen Lebewesen und Dingen für beide Seiten positiv sein sollte, wenn wir selbst nach Glück und Befreiung vom Leiden streben. Solange wir das Unglück anderer zu verantworten haben, kann es kein wahrhaftiges und dauerhaftes Glück geben. Solange wir andere ihrer Freiheit berauben, kann es keine wahrhaftige, dauerhafte Freiheit geben. Wenn wir den

Wunsch vorgeben, dass alle glücklich und frei sind, müssen wir alles hinterfragen, was wir tun – wie wir leben, was wir essen, was wir kaufen, was wir sagen – und sogar was wir denken. *Karma* bedeutet „Handlung". Dieser Begriff umfasst alle Handlungen – Gedanken, Worte und Taten. Das Gesetz des Karma besagt, dass auf jede Aktion eine Reaktion folgt. Daran erinnerte uns Albert Einstein, als er uns die Krümmung des Raums aufzeigte. Alles, was wir aussenden, wird irgendwann zwangsläufig seinen Weg zum Ursprung zurückfinden. Deshalb sollten wir bewusst entscheiden, was wir denken, sagen und tun, denn zu gegebener Zeit werden uns unsere Handlungen einholen.

Diese Vorstellung mag für uns schwer zu greifen sein, weil wir bis ins tiefste Innere von einer Kultur der Sklaverei, Gewalt und Verleugnung konditioniert wurden. Immer und immer wieder wurde uns gesagt, dass wir keine Verantwortung für unsere Handlungen übernehmen müssen und dass die Handlungen des Einzelnen keinen Einfluss auf das große Ganze haben – und noch weniger auf uns selbst. Aber sie spielen eine Rolle. Faktisch sind sie wahrscheinlich der wichtigste und einflussreichste Aspekt, der bestimmt, wie sich unsere Welt in Zukunft verändern wird.

Durch das, was wir den Tieren antun, schaffen wir uns zukünftiges Leid: Diese Warnungen reichen Tausende von Jahren bis zu den Yoga-Sutras zurück, deren Inhalte heute noch genauso relevant sind wie damals. Unsere Handlungen bedingen unsere Realität. Jeder Einzelne von uns spinnt sich sein eigenes verschlungenes Netz aus Karma und wird sich aller Wahrscheinlichkeit nach darin verfangen.

Die Yogapraxis kann uns zu bedachteren Taten und einer Lebensweise motivieren, die sich mitfühlend um das Wohl und die Freiheit anderer bemüht. Der Zusammenhang zwischen unserem eigenen Glück und dem der anderen wird klar, wenn wir uns näher mit den Prinzipien dieses Systems beschäftigen.

einleitung

Yoga und Vegetarismus – wie passt das zusammen?

Der wichtigste Bestandteil der Yogapraxis ist es, sich vegetarisch zu ernähren. **Sri K. Pattabhi Jois**

Der Sanskritbegriff *Yoga* stammt aus den Veden, den ältesten Schriften Indiens, die zu Zeiten entstanden, als Geschichte(n) noch nicht aufgeschrieben wurde(n). Der indische Philosoph Patañjali hat Yoga nicht erfunden, aber er verfasste ca. im 2. Jh. v. Chr. die Yoga-Sutras, ein wichtiges Handbuch. Das Wort *Yoga* findet seinen Ursprung im Sanskritwort *yui,* was so viel wie „verbinden" bzw. „unter ein Joch spannen" bedeutet. Es beschreibt, dass das individuelle, kleine Selbst mit dem ewigen, allumfassenden Selbst, auch „Gott" genannt, verbunden wird. Dieser Zustand der Glückseligkeit und Einheit mit dem Göttlichen wird als Erleuchtung, Befreiung, Selbstverwirklichung, höheres Bewusstsein oder *Samadhi* beschrieben. Auch Jesus verwies auf diesen Zustand, als er die Worte „Ich und der Vater sind eins" (Joh. 10, 30) sprach. Aller Wahrscheinlichkeit nach benutzte er damals nicht das Wort „Vater", wie wir es verstehen. Vermutlich benutzte er den aramäischen Begriff für Gott, *Alaha*. Alaha bedeutet die Vernetzung aller Wesen und Dinge miteinander, die Einheit allen Seins. Eine passendere Übersetzung dieser Stelle aus dem Neuen Testament könnte wie folgt lauten: „Ich weiß, dass ich eins bin mit allem, was ist." Jesus beschreibt die yogische Erleuchtung.

Wenn Patañjali im ersten Kapitel der Yoga-Sutras *„yogash chitta-vritti-nirodhah"* schreibt, gibt er uns sowohl eine Definition für Yoga als auch eine Anleitung, wie man diesen Zustand erreichen kann. Dieses Sutra kann so übersetzt werden: „Wenn man aufhört *(nirodhah)*, sich mit den trennenden Tendenzen des Verstandes *(chitta-vritti)* zu identifizieren, dann entsteht Yoga *(yogah)*, Erleuchtung." Die Vereinigung des Getrennten mit dem Ganzen legt nahe, dass Erleuchtung tatsächlich allem Sein zugrunde liegt und dass die Andersartigkeit nur eine Täuschung oder Verzerrung einer einheitlicheren Realität ist.

Das Interesse des Yoga

Wenn wir uns für Yoga interessieren, könnten wir gleichzeitig fragen: „Wofür interessiert sich Yoga?" Yoga hat ein klares Ziel: Erleuchtung, ein Zustand, in dem sich die Trennung des eigenen Selbst und des anderen in der Einsicht der Einheit allen Seins auflöst. Was uns von dieser Einsicht abhält, ist eine verfälschte Wahrnehmung der Realität. Anstatt Einheit wahrzunehmen, sehen wir nur Trennung, Spaltung und Unterschiede. Da der Begriff *Yoga* nicht nur das Ziel – Erleuchtung – bezeichnet, sondern uns auch eine praktische Methode zum Erreichen dieses Ziels an die Hand gibt, setzt sich jede dieser Techniken mit dem Grundsatzthema des „Anderen" auseinander. Denn Andersartigkeit ist die Hauptursache, die Erleuchtung verhindert. Andere zu töten oder zu verletzen ist wahrlich nicht der beste Weg, um dieses Hindernis zu beseitigen. Wie wir die anderen in unserem Leben wahrnehmen und wie wir in Verbindung mit ihnen treten, bestimmt, ob Erleuchtung geschehen kann oder nicht.

Die meisten Menschen denken bei Yoga an die Körperhaltungen, die in Yogastunden unterrichtet werden. Diese Yogapraxis wird *Asana* genannt. Sie ist nur eine von vielen Yogaübungen, darunter Meditation, *Pranayama* (Atemübungen) und *Yama* (Selbstbeherrschung), die uns helfen können, zu unserer wahren Natur zurückzufinden. So dient das Üben von Asanas der Verbesserung der physischen Beziehung zur Erde. Wie kann diese Verbindung in größerem Kontext aussehen? Sie ist weder einseitig noch egoistisch, sondern dient dem beiderseitigen Wohlergehen. Wenn wir immer noch Fleisch, Fisch oder Milchprodukte essen, müssen wir uns die Frage stellen, ob unsere Verbindung zu den Tieren, die wir essen, wirklich dem beiderseitigen Wohlergehen dient. Die Antwort auf diese Frage hilft uns zu sehen, ob unsere Ernährung dem bereits erwähnten Ziel zuträglich ist: dem Erreichen von Yoga.

Erst durch Mitgefühl kann Erleuchtung entstehen. Alle Yogapraktiken sind darauf ausgerichtet, uns zu mehr Mitgefühl zu verhelfen und dadurch die Illusion der Andersartigkeit aufzulösen. Durch Empathie können wir alle anderen in unsere eigene Fülle (oder Leere, im Yoga *Shunyata* genannt) integrieren und Abgrenzungen auflösen.

Unsere Erfahrung von allem, was wir sehen, und jedem, den wir treffen, wird von unserer Wahrnehmung gefärbt. Genau genommen sind wir selbst die wichtigsten Menschen in unserem Leben, denn wir bestimmen, wer die anderen in unserem Leben sind und welche Bedeutung sie für uns haben. Allerdings handelt es sich hierbei nicht um subjektives Geschehen, sondern um angelernte Reaktionen, die über die Zeit hinweg durch Gewohnheiten und Karma entstanden sind. In diesen karmischen Samen liegt unser gesamtes Verständnis der anderen, der Realität und uns selbst begründet.

Yoga lehrt uns, dass wir in diesem Leben alles haben können, was wir haben wollen – wenn wir bereit sind, es zuerst anderen bereitzustellen. Tatsächlich ist alles, was wir in unserem Leben erfahren, eine direkte Folge davon, wie wir in unserer Vergangenheit andere behandelt haben. Die Art, wie wir mit anderen umgehen, bestimmt, wie wir von anderen behandelt werden. Letztlich handeln sie alle als Repräsentanten unseres Karma. Wie andere uns behandeln, beeinflusst wiederum unsere Selbstwahrnehmung. Welches Bild wir von uns selbst haben, bedingt, wer wir sind. Wer wir sind, offenbart sich schließlich durch unsere Handlungen.

Die anderen in unserer Welt geben uns die Möglichkeit zur Weiterentwicklung. Die Welt kann uns entweder gefangen halten oder uns den Weg zur Freiheit eröffnen. Wenn wir anderen geben, was wir selbst haben wollen – wenn es sich also um eine selbstlose Tat handelt –, entsteht die Art von Karma, die am Ende zu Freiheit führt.

Als Yogis, die nach Befreiung streben, bemühen wir uns, unsere Handlungen zu perfektionieren. Jeder Tat geht ein Gedanke voraus. Um eine Handlung zu perfektionieren, gilt es, zuerst perfekte Gedanken zu hegen, frei von selbstsüchtigen Motiven wie Wut, Gier, Hass, Eifersucht und dergleichen.

Jeder muss essen

Wenn wir wirklich in eine übergeordnete Realität eintreten und einen weniger schädlichen Einfluss auf unseren Planeten haben wollen, ist vegetarische Ernährung ein empfehlenswerter Ansatz. Nicht jeder wird jeden Tag auf dem Kopf stehen können, aber jeder muss essen. Man kann sich dreimal am Tag in Mitgefühl üben, wenn man sich zum Essen hinsetzt. Dies ist einer der Gründe, warum so viele Yogaübende sich entscheiden, vegetarisch zu leben.

Ethische Vegetarier essen nur rein pflanzliche Nahrung, um den Tieren und anderen Menschen gegenüber Mitgefühl zu zeigen und den Planeten zu schützen. Manche behaupten, sie seien Vegetarier, essen aber immer noch Milchprodukte, Eier und Fisch. Ethische Vegetarier essen weder Milchprodukte noch Eier, noch Fisch, weil dies keine pflanzlichen Produkte sind und der Verzehr dieser Produkte anderen Lebewesen und der Umwelt schadet. Veganer zählen zu den ethischen Vegetariern, die ihre Grundsätze nicht nur auf Lebensmittel anwenden, sondern auf alles, was sie konsumieren: Kleidung, Medikamente und Treibstoff, um nur ein paar Beispiele zu nennen. Wenn ich in diesem Buch den Begriff Vegetarismus verwende, meine ich damit ethischen Vegetarismus oder Veganismus.

Der Begriff *Veganismus* wurde 1944 von Donald Watson (1910–2005) geprägt, der die Vegan Society[8] in England gründete. Veganer geben ihr Bestes, um jeden Missbrauch von Tieren zu vermeiden, und glauben, dass Tiere nicht als Sklaven des Menschen existieren. Ein Veganer ist ein strikter Vegetarier, der keinerlei Produkte tierischer Herkunft isst oder benutzt. Der Leitsatz der Organisation PETA (People For The Ethical Treatment Of Animals) lautet: Tiere stehen uns nicht als Essen, Bekleidung, für Laborexperimente, zu Unterhaltungs- oder irgendwelchen anderen ausbeuterischen Zwecken zur Verfügung.

Einige Fleischesser verteidigen ihre Nahrungswahl, indem sie diese als „natürlich" bezeichnen – schließlich würden sich auch Tiere in freier Wildbahn gegenseitig verzehren. Wenn Leute dieses Argument ins Spiel bringen, erinnere ich sie daran, dass die Tiere, die auf unserem Teller landen, nicht die Tiere sind, die sich in freier Wildbahn gegenseitig fressen. Die Tiere, die wir essen, sind nicht die Löwen, Tiger oder Bären dieser Welt. Wir essen die

---

8) In Deutschland gibt es den „Vegane Gesellschaft Deutschland e.V."

friedlichen Tiere, die sich selbst vegan ernähren und die, wenn man ihnen die Wahl ließe, niemals das Fleisch anderer Tiere essen würden. Trotzdem werden sie im Rahmen der heutigen Zuchtmethoden oft zu „angereichertem Futter" gezwungen, das verarbeitete tierische Produkte enthält.

Manche sagen, es sei schwer, sich vegan zu ernähren. Weshalb sollte es schwierig sein? Wie schwer ist es, an einer Herzkrankheit zu leiden und zu sterben, die durch eine Ernährung reich an gesättigten Fettsäuren und Cholesterin entstanden ist? Dennoch entscheiden sich viele Menschen dafür, sich lieber operativ einen Bypass legen zu lassen, eine Brust, ein Stück des Dick- oder Mastdarms entfernen zu lassen oder den Rest ihres Lebens Medikamente einzunehmen, als ihre Ernährung zu verändern, weil sie denken, Veganismus sei zu einschneidend und extrem. Wie schwer ist es für die Lebewesen, die an den entwürdigenden Umständen der Gefangenschaft und der grausamen Schlachtung leiden, während sie für unser Mittagessen ihr Leben lassen? Wie schwer ist es für uns alle, wenn wir uns mit den Auswirkungen der globalen Erwärmung, der Abholzung des Waldes, der Ausrottung ganzer Arten, der Verschmutzung von Wasser, Erde und Luft konfrontiert sehen und das alles im direkten Zusammenhang mit der Aufzucht von einsperrten Tieren zu Nahrungszwecken steht? Wie schwer ist es für uns auszuhalten, wenn wir verletzt, missbraucht, belogen und betrogen werden, uns um unser Geld und unsere Sicherheit sorgen müssen, wenn wir psychische und physische Krankheiten erleiden und wir nicht wissen können, was das Leben als Nächstes für uns bereithält?

Die Krankheit der Trennung

Wenn wir die Yamas aus Patañjalis Yoga-Sutras befolgen, beginnen wir zu verstehen, dass Leiden nur für die unumgänglich ist, die die Wahrheit, die uns alle verbindet, noch nicht erkannt haben. Unsere eigenen Handlungen bedingen die Situationen, in denen wir leben. Yoga kann die Krankheit, an der wir alle leiden, heilen – die Krankheit der Dualität. Krieg, Umweltzerstörung, Ausrotten ganzer Arten, globale Erwärmung und sogar häusliche Gewalt: All diese Dinge sind auf die Krankheit der Trennung zurückzuführen. Man kann andere nur missbrauchen und ausbeuten, wenn man sich von ihnen getrennt fühlt und sich der Kraft der eigenen Handlungen nicht bewusst ist. Wenn man Zusammengehörigkeit spürt, weiß man, dass man selbst und auch andere Lebewesen an dem Leid, das man verübt, leiden werden.

In Zusammenhang mit Yoga setzt das Töten und Essen anderer Lebewesen das Rad von *Samsara* – den Zyklus von Geburt, Leben und Tod – fort. Jemand, der Yoga übt, bemüht sich darum, sich von Samsara zu befreien, und will deshalb aus dem Kreislauf der Ellenbogengesellschaft aussteigen. Manche argumentieren, dass Menschen bestimmte Tätigkeiten schon „immer" ausgeübt hätten, dass sie deshalb „normal" und „natürlich" seien und so weiterhin ihre Gültigkeit behalten sollten. Die Tatsache, dass Glaubenssätze oder Gewohnheiten schon lange bestehen, bedeutet jedoch nicht, dass sie gerecht oder sogar richtig sind. Ist somit die jahrtausendealte Unterdrückung der Frauen normal und zukunftsträchtig? Ein Yogi erforscht *alle* seit Langem bestehenden Gewohnheiten und Verhaltensweisen, selbst wenn es sie scheinbar schon „immer" gab, und stellt die Frage: „Ist es *jetzt* notwendig, dies zu tun? Bringt es mich und die Welt der Erleuchtung und dem Frieden näher?" Fleisch zu essen ist eine seit Langem bestehende Tradition in unserer Kultur. Viele westlichen Yogis behaupten, sie müssten Fleisch zu sich nehmen, um Kraft für körperlich dynamische Asanas zu haben. Auf der anderen Seite sagte Sri K. Pattabhi Jois, der indische Lehrer des physisch herausfordernden Ashtanga-Yoga-Stils, dass eine vegetarische Ernährung die Voraussetzung für jegliche Yogapraxis sei. Anfangs wollte er keine Schüler aus dem Westen unterrichten, da sie Fleischesser waren. Erst in den letzten 20 Jahren vor seinem Tod öffnete er seine Tür auch für nicht-indische Schüler. Ich hatte als Grund immer sprachliche Schwierigkeiten angenommen. Aber als ich ihn konkret fragte, antwortete er: „Nein. Es war, weil sie keine Vegetarier waren. Wenn jemand Fleisch isst, kann er kein Yoga erlernen. Der Körper und der Geist sind dann zu unbeweglich dazu." „Aber Guruji,"[9] sagte ich, „Du unterrichtest heute fast ausschließlich Schüler aus dem Westen. Wie kommt es dazu?" „In meinem Land sind wir Vegetarier, weil schon unsere Eltern Vegetarier waren. Wir werden dort hineingeboren", entgegnete er. „Als anfangs Westler zu mir kamen, hatte ich wie die meisten Inder meine eigene Vorstellung von ihnen. Aber dann erfuhr ich von einigen Schülern, dass sie Vegetarier waren, obwohl sie nicht in diese Lebensform hineingeboren wurden. Sie hatten sich für diesen Weg von sich aus entschieden. Dies schien ungewöhnlich bedeutsam und weckte mein Interesse. Ich begann sie zu unterrichten, weil ich das Gefühl hatte, sie könnten es lernen."

Inmitten unserer globalen Krise hat die Popularität des Yoga extrem zugenommen. Das ist kein Zufall. Durch die Yogapraxis klären wir unser Karma. Im Gegenzug gewinnen wir Selbstvertrauen. Wir fangen an, uns wieder vollständig zu fühlen, sobald die Krankheit der Trennung, die unser Herz von unserem Kopf und unserem Körper getrennt hat, zu heilen beginnt. Dann löst sich auch die Illusion, dass wir ein separater Teil der Schöpfung seien. Wenn diese Trennung sich aufgelöst hat, beginnen wir unsere Verbindung zum Göttlichen wahrzunehmen und erfahren die Wahrheit darüber, wer wir wirklich sind.

---

9) liebevolle Anrede des Lehrers

Yoga aus Leidenschaft

Ich bin dankbar, dass Yoga von immer mehr Menschen begeistert angenommen wird, auch wenn diese noch eine Minderheit darstellen. Wir alle müssen dringend damit aufhören, die Erde und alle anderen Lebewesen als unsere Nutzobjekte zu betrachten. Der Großteil unseres kulturellen Einflusses war negativ und ziemlich zerstörerisch. Er basiert auf der Lüge, dass „die Erde uns gehört". Yoga hat sich von jeher diesem von Besitzansprüchen geprägten Weltbild entgegengestellt und seit Jahrhunderten dem Menschen eine Alternative geboten: die Möglichkeit, in Einklang mit der Erde und allen Lebewesen zu leben. Wenn die Menschen keinen anderen Weg finden, um mit dem Planeten zu leben, steht uns sowohl die eigene als auch die Vernichtung des Planeten bevor. Ohne Harmonie auf der Erde kann es keine Harmonie im Universum geben. Ich glaube, dass die Lehren und Methoden des Yoga sehr wichtig sind, für den Weiterbestand des Lebens auf der Erde wahrscheinlich sogar lebenswichtig. Das ist der Grund, warum ich leidenschaftlich Yoga übe und unterrichte.

Die Entscheidung, Yogi zu werden, und die Wahl, die wir bezüglich unserer Ernährung treffen, sind karmische, politische und auch wirtschaftliche Entscheidungen, die sowohl unsere geistige als auch physische Gesundheit beeinflussen. Sie haben Auswirkungen auf unsere Familien und die Gesellschaft im Ganzen. Es ist eine unumstrittene Tatsache, dass eine vegane Ernährung uns selbst, den Tieren, den Pflanzen und der Erde weniger Schaden zufügt. Zu sagen, es gehe niemanden etwas an, was man zu sich nehme, bedeutet, sich selbst herabzusetzen, und verleugnet den Einfluss, den die eigenen Handlungen auf das Leben anderer hat.

Die Fleisch- und Milchindustrie ist der größte Konsument von frischem Wasser. Außerdem ist sie für einen

Großteil der Wasserverschmutzung verantwortlich. Weil die Viehzucht mehr Treibhausgase als alle Transportmittel zusammengenommen produziert, hat sie den größten Anteil an der globalen Erwärmung.[10] In den USA gibt es mehr Kühe (meist vor unseren Augen verborgen) als Menschen. Wenn wir diese Tiere versklaven und sie durch lebenslange Qual und Erniedrigung malträtieren, berauben wir sie ihrer Freiheit und ihres Glücks. Wie können wir selbst hoffen, frei und glücklich zu sein, wenn wir andere in unserem Leben dessen berauben, was wir am meisten schätzen – die Freiheit, unserem Glück zu folgen? Wenn wir mehr Frieden und Glück in unser eigenes Leben bringen wollen, müssen wir aufhören, Gewalt und Unglück ins das Leben anderer zu bringen. Yoga erinnert uns daran, dass alles Leben heilig ist, dass alles Leben miteinander in Verbindung steht und dass das, was wir anderen antun, irgendwann auf uns zurückfallen wird. Der beste Weg, um unser Leben glücklicher zu gestalten, ist, dass Leben der anderen glücklicher zu machen.

Wie wir uns in Bezug auf andere und unsere Umwelt verhalten, spiegelt überaus deutlich unseren inneren Geisteszustand und gegenwärtigen Persönlichkeitszustand wider. Wie konnten wir uns so sehr unserer göttlichen Natur und der Natur selbst entfremden? Sind Menschen von Natur aus gewalttätig, betrügerisch, selbstsüchtig, manipulativ und gierig? Oder haben wir uns diese negativen Eigenschaften über die Zeit hinweg angeeignet und bis zur Perfektion getrieben? Kann die Yogapraxis die Grundsätze, die in diesen negativen Charakterzügen gespiegelt werden, infrage stellen und sie sogar revidieren? Kann sie uns dadurch befähigen, uns selbst, unsere Gesellschaft und die Welt, in der wir leben, neu zu erschaffen?

---

10) Henning Stanfield, Pierre Gerber, Tom Wassenaar, Vincent Castel und Mauricio Rosales: *Livestock´s Long Shadow. Environmental Issue and Options* (Food and Agriculture Organization of the United Nations, 2006).

Handlungsfreiheit

In den Yoga-Sutras legt Patañjali den achtgliedrigen Pfad zur Befreiung, den Raja Yoga, dar. Das erste Glied ist *Yama,* was „Beherrschung" bedeutet und das fünf ethische Verhaltensmaßregeln beinhaltet.

ahimsa-satya-asteya-brahmacharya-aparigraha yamah
PYS II.30

1. *ahimsa:* Gewaltlosigkeit
2. *satya:* Wahrheit/Wahrhaftigkeit
3. *asteya:* Nicht-Stehlen
4. *brahmacharya:* Mäßigkeit/Enthaltsamkeit
5. *aparigraha:* Anspruchslosigkeit/Freiheit von Gier

Die Yamas beschreiben, wie eine Person, die nach Yoga strebt, ihr Verhalten gegenüber anderen ausrichten sollte. Solange man noch „andere" und keine vollkommen miteinander verbundene Realität wahrnimmt, solle man nach der Empfehlung des Patañjali (1) niemandem Schaden zufügen, (2) niemanden belügen, (3) niemanden bestehlen, (4) niemanden sexuell manipulieren, (5) nicht gierig handeln und andere aus selbstsüchtigen Motiven ihrer Lebensgrundlage und ihres Glücks berauben. Durch das Anwenden der Yamas, so Patañjali, können wir unser Karma klären und die Hindernisse, die durch unsere falsche Wahrnehmung der anderen entstanden sind und unserer Erleuchtung im Wege stehen, aus dem Weg räumen.

In diesem Buch werden wir erforschen, wie die Yamas mit Vegetarismus in Zusammenhang stehen und welche Folgen zu erwarten sind, wenn wir jedes Yama umsetzen. Das wird *Pratishthayam* genannt, „gefestigt werden". Patañjali gibt zu verstehen, dass wir, sobald wir uns für die

Freiheit anderer Wesen einsetzen, selbst frei werden. Wenn sich die Yamas in uns festigen, können wir auf eine friedliche Welt hoffen, frei von Gewalt (durch *Ahimsa*), frei von Lügen (durch *Satya*), frei von Diebstahl (durch *Asteya*); eine Welt voller Freude an körperlicher und mentaler Vitalität und das Ende aller Krankheiten (durch *Brahmacharya*) und eine Zukunft ohne Armut und voller Möglichkeiten auf mehr Glück und Kreativität (durch *Aparigraha*).

Zu welchen Ergebnissen würden wir kommen, wenn wir die Yamas zu den Tieren in Bezug setzten, die wir jeden Tag auf unseren Teller legen? Fügen wir ihnen Schaden zu? Bestehlen wir sie? Täuschen wir sie? Manipulieren wir sie sexuell? Lassen wir sie durch unsere Gier verarmen? Welche Auswirkung auf unsere innere und äußere Umwelt hat die Art, wie wir diese „anderen" Tiere behandeln?

Wir sollten nicht auf eine bessere Welt warten, sondern jetzt damit beginnen, eine neue Welt voll Harmonie und Frieden zu erschaffen. Es liegt nach wie vor in unserer Hand. Die Lösung liegt direkt auf unserem Teller.

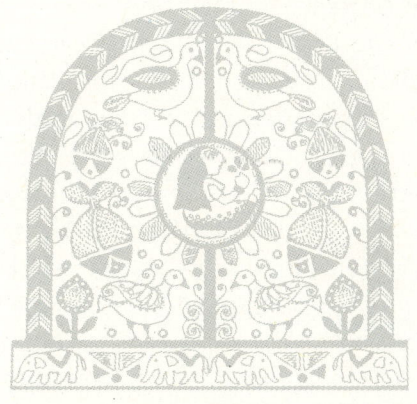

Kapitel 1

aṣáńa

Unsere Beziehung zur Erde und allen Lebewesen

Wir sind in diese Welt gekommen, um Frieden und Glück für alle Lebewesen zu schaffen. Um dieses Ziel zu erreichen, ist es notwendig, friedvolle Wege zu beschreiten, auf denen man keinem schadet und das Glück der anderen nicht beeinträchtigt.
Swami Nirmalananda

Seit der erste Jäger sich mit seinem Speer in den Wald begeben hat, stehen wir mit den anderen Wesen dieser Erde auf Kriegsfuß. Überall hat der menschliche Imperialismus die Tiervölker versklavt, unterdrückt, gemordet und verstümmelt. Überall um uns herum wurden Gefängnisse errichtet, industrielle Viehzuchtbetriebe und Tierversuchslabore, Arbeitslager für eroberte Arten. Wir schlachten Tiere, um sie zu essen, zwingen sie zu albernen Kunststücken, um uns daran zu belustigen. Im Namen des Sports schießen sie wir nieder und spießen sie auf. Wir haben die wilden Orte, an denen sie einst zuhause waren, zerstört.

*Speziesismus ist unter uns weiter verbreitet
als Sexismus, und der ist bereits tief verwurzelt.*
Ron Lee, Gründer der Animal Liberation Front (ALF)

sthira-sukham asanam PYS II.46
Die Beziehung zur Erde sollte stabil und freudvoll sein.

sthira: stabil, beständig
sukham: freudvoll, freudig
asanam: Sitz (Beziehung zur Erde)

Wenn es um Yoga geht, denken die meisten Menschen an körperliche Übungen, die Asanas. In den Yoga-Sutras erwähnt Patañjali Asanas allerdings nur zwei Mal. An diesen Stellen gibt er wertvolle Hinweise, wie man die Beziehungen zu anderen klären kann.

Es ist ein Missverständnis, dass Asanas als Vorbereitung auf „fortgeschrittenere" Yogapraktiken wie zum Beispiel die Meditation ausgeführt werden. Das entspricht nicht der Wahrheit. In den Yoga-Sutras stuft Patañjali die Asanas als genauso wichtig ein wie die Meditation, wenn sie als Methode benutzt werden, den Bewusstseinszustand der Einheit allen Seins zu erlangen.

Sthira bedeutet „beständig", *sukham* „freudvoll und angenehm". Heutzutage wird Asana meist mit „Haltung" oder „Position" übersetzt. Die eigentliche Bedeutung des Sanskritbegriffes lautet „Sitz". (Das englische Wort *ass*, Hintern, stammt vom Wort *Asana*.) Patañjali wendet sich an die, die nach Erleuchtung streben. Zu diesem Zweck müsse die Verbindung (oder Beziehung) zur Erde – und das schließt alle Wesen und Dinge mit ein – sowohl beständig als auch freudvoll sein. Momentan ist unsere Beziehung zur Erde vollkommen aus dem Gleichgewicht geraten.

Die Asanapraxis kann uns auf vielen Ebenen wertvolle Einsichten vermitteln, wie man wieder Ausgleich finden kann. Sie hilft, Flexibilität und Stärke zu gewinnen, Verletzungen zu heilen, den Hormonhaushalt auszubalancieren und den Körper zu verjüngen. Für jemanden, der Erleuchtung anstrebt, ist die Asanapraxis ein wertvolles Geschenk, weil sie die Möglichkeit bietet, das eigene Karma zu klären. Da in unserem Körper altes Karma gespeichert ist und unser physischer Körper aus dem besteht, was wir essen, zeigen sich Ungleichgewichte in Form von Verspannungen, Nervosität, Unwohlsein und sogar Krankheiten. Durch die therapeutische Wirkung der Asanas können wir unser Karma lösen, heilen damit unsere Beziehungen aus der Vergangenheit und erschaffen eine beständige, freudvolle Beziehung zur Erde, also zu allem Leben.

Mit *sthira-sukham asanam* entwirft Patañjali eine radikale Idee, die, wenn sie verstanden und in die Praxis übertragen wird, den Krieg stoppen kann, den die Menschen in den letzten 10.000 Jahren gegen die Tiere und Mutter Erde geführt haben. Wäre dieser Konflikt beendet, könnten wir eine neue Welt erschaffen. In Aussicht hätten wir dann eine harmonische, nachhaltige Lebensweise, die auf Freude und gegenseitigem Wohlergehen basiert.

Körper-Politik

Gibt es einen Widerspruch zwischen Spiritualität und Veganismus, Umweltschutz oder Tierrechtsaktivismus? Die letzten drei werden mit Politik in Verbindung gebracht, und viele Yogis wurden gewarnt, Spiritualität nicht mit Politik zu vermischen. Doch was heißt „Politik" im Grunde? Das Wort weist auf einen größeren Kontext und eine erweiterte Gemeinschaft hin. Politisch zu sein bedeutet, sich für *Politik* zu interessieren – für die Gemeinschaft mit anderen, mit denen wir leben. Der Begriff *Dharma* meint im wörtlichen Sinne „zusammenhalten". In diesem

Sinne gewinnt politischer Aktivismus eine dharmische Komponente. Sich bewusst zu werden, dass die eigenen Handlungen Einfluss auf andere haben, bedeutet politisch aktiv zu sein. Sich um andere Lebewesen zu sorgen und sich für sie einzusetzen, steht deshalb sehr wohl in Übereinstimmung mit den Lehren der Yogatradition.

Wenn wir als Spezies jemals einen Weg finden wollen, friedfertig zu leben – das bedeutet auch ohne Angst – müssen wir unsere Beziehung zur gesamten Schöpfung betrachten. Nur so können wir erkennen, was uns daran hindert, in Frieden zu leben. Durch die Asanapraxis können wir unseren Körper und Geist erforschen. Wenn wir Fleisch und Milchprodukte zu uns nehmen, haben wir Körper, die nicht nur durch Pestizide, Herbizide, Antibiotika und andere Medikamente vergiftet sind, sondern auch aus den karmischen Folgen von Gewalt, Grausamkeit, Angst und Verzweiflung bestehen. Durch die Asanapraxis beginnen wir wahrzunehmen, wie sich unsere Ernährung auf Verspannungen und Einschränkungen in unserem Körper auswirkt – der Grund für ein beunruhigendes Gefühl der Unausgeglichenheit mit uns selbst und anderen.

Wenn wir unsere Asanapraxis vertiefen, können wir feststellen, dass eine weitverbreitete Krankheit unserer Kultur mangelndes Selbstbewusstsein ist. Wenn wir eine Yogahaltung nicht perfekt ausführen können, fühlen wir uns wahrscheinlich unzulänglich. Wenn wir unsere Gedanken jedoch in dieser Abwärtsspirale beobachten, beginnen wir zu verstehen, dass dies auf kultureller Konditionierung beruht. Durch diesen Mangel an Selbstvertrauen glauben wir womöglich, dass wir als Individuum ohnehin keinen Beitrag zum großen Ganzen leisten können und dass unsere Handlungen unerheblich sind. Wenn wir so fühlen, mögen wir nicht glauben, dass wir für unser Leben und das Leben anderer verantwortlich sind. Das kann bis zur Annahme führen, dass spirituelle

Verwirklichung und Erleuchtung nur etwas für die Ramakrishnas[11], Buddhas oder Mutter Teresas dieser Welt sei. Die Yogapraxis hat die Kraft, diese Missverständnisse zu zerschmettern und aufzulösen, aber es mag durchaus viele Veränderungsprozesse erfordern, um dies zu erreichen.

Schatten des Schmerzes

Unsere Kultur ist weder sehr meditativ noch selbstreflektiert. Wir leben in einer „Steh-auf-und-mach-irgendwas"-Kultur der Ablenkung, die ständig nach äußeren Reizen Ausschau hält. Für Fleischesser kann es sehr schwierig sein, ruhig genug zu bleiben, um auf die Yogamatte oder das Meditationskissen zu kommen und sich tieferer Kontemplation hinzugeben. Der Grund dafür liegt wahrscheinlich darin, dass die Wahrheit dessen, was im eigenen Inneren verborgen liegt, schwer zu ertragen ist: die Schatten, die bis dahin verdrängt wurden. Seit ihrer Entstehung hat unsere Kultur die brutale Realität der Versklavung und des Verzehrs von Tieren zugelassen. Wenn wir Fleisch essen, tragen wir in unserem Körper die karmischen Folgen des Schmerzes, den wir den Tieren auf unserem Teller zugefügt haben. Selbst wenn wir Vegetarier sind und kein Fleisch essen, leben wir dennoch in einer Umgebung, in der all dies passiert. Tief in uns fühlen auch wir das Leid.

Wenn wir selbst Yoga üben und nicht nur darüber lesen oder davon hören, werden wir durch die Wirkung der Praxis erfahren, dass die Entwicklung von Güte unser Wohlbefinden verbessert, einen friedvollen Geist schafft und unsere physische Gesundheit unterstützt. Auf der anderen Seite erfahren wir, dass Gewalt und egoistisches

---

11) Ramakrishna war ein bedeutender hinduistischer Mystiker; er lebte im 19. Jahrhundert in Indien.

Handeln letztlich zum physischen, mentalen und spirituellen Zusammenbruch und der Zerstörung der Umwelt führt.

„Die meisten Menschen haben nur eine Beziehung zu Tieren: Sie setzen sich dreimal täglich hin, um sie zu essen. Eine furchtbare Definition von Beziehung!", sagt die Tierschützerin Ingrid Newkirk von PETA. Im Gegensatz zur allgemeinen Annahme sind Tiere nicht unser Eigentum. Wenn wir aus ihnen Kapital schlagen, werden wir letztendlich keinen Nutzen aus unserem kurzsichtigen Streben nach Gewinn ziehen können. Der Yogi strebt danach, in Harmonie mit Mutter Natur zu leben und mit ihrem Segen Erleuchtung zu erlangen – das Wissen der absoluten Realität. Das ist der eigentliche Grund, warum die vegane Ernährung, die die Ausbeutung von Tier und Natur auf ein Minimum reduziert, unschätzbar wichtig ist. Sich vegetarisch zu ernähren trägt mehr als alles andere dazu bei, uns und den Planeten zu retten.

Unsere Fleisch essende Kultur betrifft nicht nur die Tiere, die gequält und getötet werden, sondern verursacht auch weltweit gewaltige Umweltschäden. Wie Wissenschaftler eindrucksvoll gezeigt haben, wird das katastrophale Auswirkungen auf unseren Planeten haben.

Einige Fakten

1. Globale Erwärmung: Den Vereinten Nationen zufolge entstehen durch die Viehzucht für die Nahrungsmittelindustrie mehr Treibhausgase als durch alle Transportmittel der Welt zusammen (Autos, Lastwagen, Züge, Busse, Flugzeuge, Schiffe usw.).[12] Das ist eine wahrhaftig „unbequeme Wahrheit".

---

12) Stanfield, et al., *Livestock´s Long Shadow.*

2. Wasserverschmutzung: In den USA wird durch die Viehzucht für den Nahrungssektor mehr zur Wasserverschmutzung beigetragen als durch jeden anderen Industriezweig.[13] Diese Tiere produzieren rund 40 Tonnen an Abfallprodukten pro Sekunde, 130 Mal so viel wie die gesamte menschliche Bevölkerung der Vereinigten Staaten.[14] Die meisten dieser Abfallstoffe der Massentierhaltungsbetriebe – die zum größten Teil aus toxischen Chemikalien wie Pestiziden, Herbiziden, Antibiotika, Hormonen und anderen Medikamenten bestehen – fließen direkt in Bäche, Flüsse und Meere.

3. Wasserverbrauch: Mehr als die Hälfte des Wassers, das in den Vereinigten Staaten verbraucht wird, wird für die Viehzucht verwendet.[15] Um ein Pfund Rindfleisch zu erhalten, werden über 32.000 Liter Wasser benötigt,[16] während es nur 95 Liter Wasser bedarf, um ein Pfund Getreide zu produzieren.[17] Eine vegane Ernährung erfordert ca. 1.150 Liter Wasser pro Tag. Eine auf Fleisch basierende Ernährung verbraucht mehr als 15.000 Liter Wasser am Tag.[18]

---

13) Frances Moore Lappe, *Diet for a Small Planet* (New York: Ballantine Books, 1975), S. 22.
14) Ed Ayres, *„Will We Still Eat Meat?"*, Time Magazine 8. Nov. 1999. Auch zu finden im Report des Komitees für Landwirtschaft des U.S. Senats aus dem Jahre 1997 Animal Waste Pollution in America: An Emerging National Problem.
15) Frances Moore Lappe, *Diet for a Small Planet,* 10th ed. (New York: Ballantine Books, 1982), S. 69.
16) 1 Gallone entspricht 3,78 Liter. Matt Moore, *„Institute Warns of Possible Water Shortage"*, Associated Press, 20. April 2004.
17) Robbins, *The Food Revolution,* S. 236.
18) John Robbins, *Diet for a New America* (Tiburon, CA: HJ Kramer, 1998), S. 367.

4. Meere: Das Leben in den Weltmeeren schwindet rapide. Die meisten Fische und anderen Meerestiere, die jedes Jahr gefangen werden, werden jedoch nicht direkt vom Menschen verzehrt, sondern an andere Tiere verfüttert. Um ein Pfund Rindfleisch zu erhalten, braucht man 12 Pfund Getreide, aber wenn man Fisch verfüttert, braucht man 100 Pfund für ein Pfund Rindfleisch. Für einen gezüchteten Lachs benötigt man 55 Pfund wilden Fisch.[19]

5. Landwirtschaft: Von allem Land, das in den Vereinigten Staaten für landwirtschaftliche Zwecke zur Verfügung steht, werden 80 Prozent zur Viehzucht und zum Anbau der Pflanzen, die an Tiere verfüttert werden, benutzt.[20] Das entspricht 45 % der gesamten US-amerikanischen Landmasse.

6. Abholzung: Unsere natürlichen Wälder, Lebensraum vieler wilder Tiere, verschwinden. Alle acht Sekunds verschwindet ein Morgen Land – gerodet, um als Ackerland für den Anbau von Getreide zu dienen, mit dem die in den Massentierhaltungsbetrieben eingesperrten Tiere gefüttert werden.[21] Dieses Getreide ist schwer mit Pestiziden und Herbiziden belastet. In vielen Fällen wurden diese Pflanzen gentechnisch verändert und enthalten künstlich manipulierte Organismen (GMOs), die in unser Ökosystem eindringen.

---

19) Paul Watson, „*Consider the Fishes*", VegNews März/April 2003, S. 27.
20) Kenneth S. Krupa and Marlowe Vesterby, „*Major Uses of Land in the United States*", Statistical Bulletin No. 973 (United States Department of Agriculture, 1997).
21) Will Tuttle, Ph.D, *The World Peace Diet* (New York:Lantern Books, 2005), S. 185.

7. Getreide: In den Vereinigten Staaten werden 80 Prozent der Maisproduktion und 95 Prozent des angebauten Hafers an Tiere verfüttert, die dann geschlachtet werden.[22] Der Großteil der weltweit produzierten Sojabohnen wird nicht zur Herstellung von Tofu oder Sojamilch für den Menschen verwendet, sondern in der Tiermast verfüttert.

8. Erschöpfung fossiler Brennstoffe: In den Vereinigten Staaten wird über ein Drittel des gesamten Erdöls zur Viehzucht verwendet.[23] Der Krieg im Nahen Osten, ein Krieg um Öl, wird demnach auch zum Fortbestand der Fleisch- und Milchindustrie in den Vereinigten Staaten geführt. Insgesamt verbraucht die Landwirtschaft der USA mehr als doppelt so viel Energie wie das Militär.[24]

Wir berauben uns selbst und zukünftige Generationen frischen Wassers, sauberer Luft und einer schadstofffreien Welt. Viele von uns Menschen entwickelte Technologien sind Symptome eines eingeschränkten Geistes, der die Einheit allen Seins noch nicht begreifen kann. Aus diesem Grund verunreinigen wir alles Leben um uns herum.

Wenn man sie in Ruhe ließe, wären Tiere, auch wenn sie nicht unsere technischen Fertigkeiten und Werkzeuge besitzen, uns vor allem in einem Punkt überlegen: ihrer inneren Intelligenz und dem Bewusstsein, wie man langfristig

---

22) H.J. Maidenburg, „*The Livestock Population Explosion*", New York Times, 1. Juli 1973. Jane E. Brody, *Give Us This Day* (Arnold Press, 1975) S. 222.
23) Jolinda Hackett, „*What Does Eating Meat Have to do with Fossil Fuels?*", About.com, 19. Aug. 2008.
24) Regional Farm and Food Project, Oct. 2006.

erfolgreich auf der Erde koexistieren kann. Es sind nicht die wilden Tieren, die unsere Umwelt belasten und unfruchtbar machen. Nicht sie sind schuld, dass wir nicht mehr aus unseren Gewässern trinken können. Tiere leben in natürlichem Einklang mit diesem Planeten und miteinander und achten die Lebensräume anderer Lebewesen. Wir hingegen zerstören alle anderen und uns selbst mit unserem destruktiven Mangel an Bewusstsein. Eines der größten Probleme, mit dem wir uns momentan konfrontiert sehen, sind die Gewalttaten, die im Namen des menschlichen Fortschritts an Tieren verübt werden. Bei näherem Hinsehen können wir erkennen, dass die meisten Themen, die uns beunruhigen – von gesundheitlichen Krisen über Umweltprobleme bis hin zu Kriegen, die um Land oder Öl geführt werden – darauf zurückzuführen sind. Wahrscheinlich könnten wir wertvolle Lektionen lernen, würden wir Tiere nicht mehr als reine Objekte betrachten, sondern stattdessen beginnen, ihnen zuzuhören und sie in ihrer natürlichen Koexistenz zu beobachten.

Yoga als Weckruf

Yoga dient dazu, uns aufzuwecken und uns daran zu erinnern, wie man im Einklang mit allem Leben existieren kann. Wenn wir unsere eigene Wildheit wieder entdecken, sprengen wir die Beschränkungen unserer derzeitigen Kultur und befreien uns von allen Masken und Unsicherheiten. Yoga zeigt uns, wie zwanghaft und schädlich unsere gegenwärtige Kultur ist. Yoga zeigt uns, wie wir unser Dasein neu gestalten und Wege finden können, um am Leben zu bleiben.

In größerem Zusammenhang gesehen verweisen die Asanas auf unsere umfassende Beziehung zur Erde. Doch was bedeutet es, wirklich lebendig zu sein? Die Yogaphilosophie lehrt uns, dass die Realität, die wir um uns herum wahrnehmen, eine Spiegelung unseres Inneren ist.

Mit diesem Ursache-Wirkungs-Prinzip hilft uns die physische Praxis der Asanas, die Zusammenhänge unserer Beziehung zur Erde und zu allen Lebewesen zu erforschen. Durch das nähere Erforschen unseres eigenen Körpers und Geistes entdecken wir in uns selbst die Tendenzen, die wir auch im Außen sehen und verändern wollen. Die Asanapraxis ist eine sehr physische Praxis, die das im Körper gespeicherte Wissen anerkennt und den Körper nicht nur als etwas sieht, dass unseren Kopf herumträgt.

Yoga kann man nicht „machen", weil Yoga unser natürlicher Seinszustand ist. Er bezeichnet den Zustand der Erleuchtung, in dem man sich in Harmonie mit allem Leben befindet. Was wir tun können, ist bestimmte Techniken zu üben, die uns offenbaren können, wo wir uns noch gegen diesen natürlichen Zustand wehren. Sobald diese Widerstände einmal ans Licht unseres Bewusstseins gebracht wurden, ist die Chance größer, dass wir sie loslassen können. Asanapraxis und Meditation sind im Grunde Mittel, das loszulassen, was wir nicht sind – um zu verstehen, wer wir wirklich sind. Deshalb kann man es nicht „machen". Man kann nur loslassen und es zulassen. Wenn Widerstände erscheinen, nehmen wir sie wahr und erkennen sie als das, was sie wirklich sind – man kann auch sagen, wir erkennen, wo sie herkommen.

Körper lügen nicht

Unsere Körper lügen nicht: sie erzählen die Geschichte unserer Vergangenheit. Sie bestehen aus den Rückständen, die unser altes, nicht gelöstes Karma hinterlassen hat. Eine yogische Praxis muss uns also helfen, dieses Karma zu lösen. Asanas sind yogische Übungen, da sie es uns erlauben, vergangene Beziehungen zu anderen zu klären und uns selbst deutlicher wahrzunehmen.

Aus therapeutischem Blickwinkel haben Asanas die Kraft, emotionale Traumata zu heilen und die Persönlichkeit wiederaufzubauen, so dass wir als glücklichere, besser ausgerichtete Individuen leben können. In ihrer Essenz zielt diese Praxis jedoch darauf, das Individuum über die Heilung von Körper und Geist hinauszuführen. Das Selbst kann als heilige Instanz und Teil einer umfassenderen Realität erkannt werden.

Während wir uns in einem Asana befinden, erwachen bestimmte körperliche und geistige Gefühle. Diese Empfindungen gewähren uns wertvolle Einsichten in die Beschaffenheit unserer Persönlichkeit – in das (kleine) Selbst. Letztendlich kann man durch die Asanapraxis das kleine Selbst in die Erfahrung des transzendenten Selbst zurückführen. Egal ob es sich um eine stehende Haltung wie *Trikonasana,* eine Vorwärtsbeuge wie *Paschimottanasana,* eine Drehung wie *Ardha Matsyendrasana,* eine Rückbeuge wie *Dhanurasana* oder eine Umkehrhaltung wie *Sarvangasana* handelt, können wir energetisch unsere vergangenen karmischen Erfahrungen erneut durchleben, die in jeder Zelle und jedem Gewebe unseres physischen Körpers gespeichert wurden. *(Siehe dazu: Anhang 3, Yoga auf der Matte.)*

Die Asanapraxis stimuliert Heilung auf vielen Ebenen. Sie kann durchaus helfen, Verletzungen zu heilen und Kraft und Flexibilität in Muskeln und Gelenke zu bringen. Aus spiritueller Sicht kann sie jedoch weitaus mehr: uns nämlich von *Avidya,* der Unkenntnis dessen, was wir wirklich sind, befreien. Die Asanapraxis setzt pranische (lebensspendende) Energie frei und erlaubt ihr durch bis dahin blockierte, feine Kanäle zu fließen. Wenn die Energie wieder durch diese Kanäle fließt, beginnen wir die Krankheit der Trennung zu heilen. Wir fangen an, uns als mehr als nur unseren physischen Körper und unsere Persönlichkeit wahrzunehmen. Wir beginnen, uns selbst als kosmisch zu erfahren. Das bedeutet, dass wir uns als Teil eines größeren Ganzen, einer mit allem in Beziehung stehenden ewigen Realität erfahren, die über Zeit und Raum hinausgeht. Abgefahren, nicht wahr?

Ein heiliger Trip

Da Yoga eine sehr praktische Wissenschaft ist, sollten wir, bevor wir in die psychedelisch bewusstseinserweiternde Realität der kosmischen All-Einheit eintauchen, zunächst einmal einen Blick auf die Realität der relativen Erfahrungswelt werfen: die tägliche Gegenwart. Schließlich verbirgt sich hinter dem alten alchemistischen Prinzip „wie oben so unten" ein wahrer Kern. Um frei zu sein und in den viel beschworenen Himmel zu kommen, müssen wir den Himmel auf Erden erschaffen. Es gibt keinen anderen Ort, an den wir gehen könnten, als hierher. Alles, was wir zur Erweiterung unseres Bewusstseins brauchen, ist hier und jetzt. Die Asanas sind der Schlüssel, der das Tor zu einem Abenteuer öffnet, das unser Körper für uns bereithält: Genau dort liegen unsere Vergangenheit, unsere Gegenwart und unsere Zukunft. Wenn wir unseren Körper vom negativen Karma (Gedanken, Worte und Taten) befreien, erkennen wir sein Potenzial, uns zu einem Zustand zu führen, den wir „göttlich" nennen können.

Das Göttliche bezieht sich auf das, was ganz ist – das, was heilig ist. Wenn wir heil sind, werden wir zu Werkzeugen des Friedens, nicht der Zerstörung, denn unsere Handlungen entstehen aus einer persönlichen Erfahrung der Verbindung mit allen Wesen und Dingen. Durch unsere Asanapraxis erschaffen wir einen heiligen (heilen) Körper. Wenn wir unseren Körper von Angst, Eifersucht und Wut befreien, lösen wir diese negativen Emotionen auch aus der planetaren Atmosphäre – die ohnehin nur eine Spiegelung dessen ist, was in uns vorgeht.

Die tatsächliche physische Substanz unseres Körpers stammt aus der Nahrung, die wir zu uns nehmen. Unsere Ansichten über und Beziehungen zu anderen entscheiden darüber, was oder sogar wen wir essen. Wenn Patañjali sagt, dass wir auf dem Weg zur Erleuchtung mit anderen in einer Weise in Beziehungen treten sollen, die das Wohlergehen aller Beteiligten sichert, impliziert das, dass wir andere nicht als von uns benutzbare Objekte betrachten sollen – vorausgesetzt wir streben wirklich nach Erleuchtung. Damit gibt das Sutra *sthira-sukham asanam* *(PSY II.46)* einen wertvollen Einblick, wie wir die Beziehung zu den anderen Tieren, mit denen wir diesen Planeten teilen, verbessern können. Die Asanapraxis, die wir auf und jenseits der Matte üben, bietet uns weitreichende Möglichkeiten, den Planeten zu heilen und das menschliche Bewusstsein weiterzuentwickeln.

Wenn wir als Spezies überleben wollen, müssen wir von einer Kultur, die auf Sklaverei, Ausbeutung, Gewalt und Mord basiert, zu einer Lebensweise finden, die auf Güte, Harmonie und Ganzheit beruht. Die Yogapraxis liefert die Werkzeuge, die wir benötigen, um unsere gegenwärtige Kultur auseinanderzunehmen. Und sie vermittelt uns das nötige Wissen, um eine neue Lebensart zu erschaffen. Ein idealer Ausgangspunkt dafür ist die Frage „Was sollen wir heute essen?".

Revolution auf dem Teller

Essen ist der grundlegenste Bestandteil unseres Lebens, denn es erschafft und erhält unseren physischen Körper, ohne den wir nicht leben könnten. Die Entscheidung, sich vegetarisch/vegan zu ernähren, trägt mehr dazu bei, unseren Körper, unseren Geist und unsere Seele zu revolutionieren und Weltfrieden zu erlangen, als alle anderen Methoden. Auf einzigartige Art und Weise rufen die tiefen Veränderungen in unseren Körpern Veränderungen in der Außenwelt hervor. Derartige Veränderungen werden einen tiefgreifenden planetaren Wandel in Gang setzen: Anstatt in selbstsüchtigem Denken zu verharren, nehmen die anderen die erste Stelle ein. Bis zu diesem Punkt in der Geschichte haben wir einer Kultur angehört, die dem Egoismus Vorrang gegeben hat. Jahrtausendelang nahm die Versklavung und Ausbeutung der Tiere zu und konnte unangezweifelt fortbestehen. Heute schauen wir genauer hin. Wir stehen an der Schwelle zu einem neuen Bewusstsein, das das Wohlergehen der gesamten Schöpfung und nicht nur ein paar Einzelner achtet.

Asana bezieht sich auf die Beziehung zur Erde und zu allen Lebewesen. Wenn wir uns erlauben, tiefer in die Bedeutung der Asanas einzutauchen, erkennen wir das Potenzial dieser uralten Technik, um die globale Krise, mit der wir uns konfrontiert sehen, zu heilen. Die Asanas helfen, uns von der Krankheit der Trennung zu befreien und damit die Beziehungen zu anderen zu heilen. Wenn wir uns körperlich, emotional, geistig und spirituell mit der Natur und allen Lebewesen verbunden fühlen, kann ein umfassender weltweiter Heilprozess beginnen.

Die Stammesältesten der Hopi sagen uns, dass wir die elfte Stunde (eine Zeit der Abrechnung) durchschritten haben und dass jetzt die Uhr geschlagen hat. Aus diesem Grund sollten wir alle unsere Beziehungen eingehend studieren, auch was und wen wir essen und wo und mit wem wir leben. Ein weiser Rat der Hopi lautet: „Zu diesem Zeitpunkt der Geschichte sollten wir nichts persönlich nehmen, vor allem nicht uns selbst. Sobald wir das tun, kommen sowohl unser spirituelles Wachstum als auch unsere spirituelle Reise zum Stillstand."

Was könnte das bedeuten, uns selbst so ernst zu nehmen, dass dadurch unser spirituelles Wachstum gestoppt werden kann? Im Grunde genommen ist unsere Kultur eine tyrannische Hirtenkultur. Sie beruht auf der Ausbeutung anderer, vor allem anderer Spezies. Sie bestärkt uns darin, unsere eigenen Bedürfnisse auf Kosten anderer zu befriedigen, sogar auf Kosten der großen Erdgemeinschaft, unter der falschen Annahme, dass wir ohne diese Gemeinschaft existieren könnten. Die Trennung von Seele und Körper und von Mensch und Natur sind das Ergebnis eines Denkens, das davon ausgeht, dass die Erde ausschließlich dem Menschen gehört. Diese Unwissenheit *(Avidya)* und dieser Egoismus *(Asmita)* führen zu einem geringen Selbstwertgefühl und geben uns das Gefühl, dass das, was wir als Individuen tun, nur wenig Auswirkung auf die Gesamtheit hat. Dieses Gefühl von Bedeutungslosigkeit ist die „persönliche" Täuschung, die die Hopi-Ältesten als das größte Hindernis für unseren spirituellen Fortschritt beschrieben haben.

Durch die gemeinschaftliche Praxis des Yoga entsteht Selbstvertrauen. Darin erleben wir das Wunder, auf verschiedenste Weisen gemeinsam zu atmen. Durch das Singen von Mantren und Gebeten fügen sich unsere Stimmen zu einem wohltuenden Chor zusammen. Wenn wir gemeinsam Asanas üben, uns rhythmisch im Einklang mit Intention und Atem bewegen, überwinden wir die lähmende Entfremdung, weil wir uns wieder als Teil einer größeren Gemeinschaft fühlen. Diese einheitsstiftende Erfahrung wurzelt in einem Bewusstsein, das sich auf alles erstreckt und alles umschließt. In ihm steht die gesamte Existenz in Verbindung und freut sich an ihrer pulsierenden Ganzheit. Die Erkenntnis dieser Einheit ist pures Glück und kann nicht durch harte Arbeit und Kampf gegen etwas erlangt werden, sondern nur durch das Feiern des Heiligen.

Dieses Zelebrieren umfasst alles und empfängt die gesamte Gemeinschaft mit offenen Armen. Nichts und niemand bleibt außen vor. Jede Handlung hat einen gewaltigen Einfluss auf die komplette Schöpfung. Wir müssen Verantwortung für unser Verhalten übernehmen, indem wir die mögliche Auswirkung jeder Ausatmung, jedes gesprochenen Wortes und jeder ausgeführten Handlung in Betracht ziehen. Die Schlüsselfrage lautet: „Trägt dies zum Glück und Wohl aller bei?" Eine positive Antwort trägt dazu bei, unser Potenzial zu entfalten und eine grenzenlose Zukunft auf der Erde zu ermöglichen. Hören wir auf, unseren Atem anzuhalten, und stimmen wir uns ein – auf eine neue Art zu leben, die auf der universellen, einheitlichen Sprache der Musik aus Rhythmus, Harmonie und Gemeinschaft basiert.

Die Stammesältesten der Hopi inspirieren uns dazu: „Die Zeiten des einsamen Wolfes sind vorbei – findet zusammen! Verbannt das Wort *Kampf* aus eurer Einstellung und eurem Wortschatz. Alles, was ihr tut, sollte in Andacht und in Festlichkeit unternommen werden. Wir selbst sind die, auf die wir gewartet haben!"

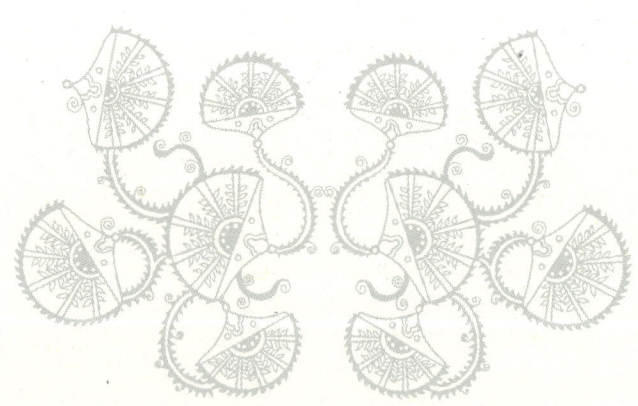

Kapitel 2
ahimsa
Gewaltlosigkeit

Wer wird der glücklichste Mensch sein?
Der, der andere glücklich macht.
Swami Satchidananda

Drei Dinge im Leben eines Menschen sind wichtig.
Das Erste ist, freundlich zu sein, das Zweite ist,
freundlich zu sein, und das Dritte ist, freundlich zu sein.
Henry James

Ahimsa bedeutet „Gewaltlosigkeit". Was geschieht, wenn man Ahimsa so lange praktiziert, bis es zur (zweiten) Natur wird?

ahimsa-pratishthayam tat-sannidhau vaira-tyagah
PYS II.35
Wenn Du aufhörst, anderen weh zu tun,
werden die anderen aufhören, dir weh zu tun.

ahimsa: Gewaltlosigkeit
pratishthayam: in etwas verwurzelt sein
oder etwas zur (zweiten) Natur werden lassen
tat: (in) dieser
sannidhau: Präsenz, Gegenwart, Anwesenheit
vaira: Feindseligkeit
tyagah: auf etwas verzichten, aufgeben

In den Yoga-Sutras gibt uns Patañjali fünf Ratschläge, wie man andere behandeln sollte, wenn man Yoga – die Erkenntnis, dass alles eins ist – erlangen möchte. Diese werden *Yamas* genannt. Das erste ist *Ahimsa* und bedeutet „Gewaltlosigkeit".

Wenn wir eine Vielzahl von anderen und nicht ein großes Ganzes wahrnehmen, nennt Patañjali als wichtigstes Ziel, diese nicht zu verletzen! Die Yamas sind Richtlinien, die sich darauf beziehen, wie wir uns anderen, nicht uns selbst gegenüber, verhalten sollten. Trotzdem interpretieren es heute einige Yogalehrer als Anweisung, uns selbst nicht zu schaden. „Sei nicht offensiv in deiner Praxis; sei gut zu deinem Körper", sagen sie. Oder auch: „Schränke deine Ernährung nicht durch Extreme wie Vegetarismus ein; es könnte dir schaden."

Wenn Patañjali Ahimsa als einen Weg gesehen hätte, wie wir uns selbst behandeln sollten, hätte er es in die Liste der *Niyamas* aufgenommen, die Regeln, die man beachten sollte, wenn es um einen selbst geht. Die fünf Niyamas sind: *Shauca* (Reinlichkeit), *Santosha* (Zufriedenheit),

Tapas (Disziplin), *Svadyaya* (Selbststudium) und *Ishvara-pranidhana* (Hingabe). Keines dieser Niyamas setzt dem ethischen Vegetarismus etwas entgegen, während alle Yamas ihn sogar befürworten. Sich selbst nicht zu schaden, geschieht automatisch, wenn man Ahimsa praktiziert. Wenn man diese Praxis allerdings nur auf sich selbst beschränkt, wird man sich das letzte Ziel der Yogapraxis, die Erleuchtung, vorenthalten. Die Tatsache, dass Patañjali Ahimsa als erstes Yama aufgeführt hat und nicht den Regeln des Alltagslebens, den Niyamas, hinzugefügt hat, scheint von großer Bedeutung zu sein. Die meiste Gewalt, die wir derzeit auf der Welt sehen, scheint außerhalb unseres Einflussbereiches zu geschehen. Aber wir haben sehr wohl Kontrolle darüber, was wir essen.

Mythos Karma

Wir können das Leid, dass sich in unserem Leben bereits zugetragen hat, nicht mehr ändern, aber wir können zukünftiges Leid vermeiden. Das Gute daran ist, dass man am Ende zwangsläufig selbst vom Leiden befreit wird. Wir glauben fälschlicherweise, dass es nur dem Wohl der anderen und nicht unserem eigenen Wohl zugutekommt, wenn wir aufhören, anderen Schaden zuzufügen. Wir betrachten es als eine Art Wohltätigkeitsdienst, unser Mitgefühl auf die Tiere auszuweiten. Viele, die nicht vegetarisch leben, denken, dass ohne Fleischkonsum kein Genuss möglich sei. Aber sobald man versteht, wie Karma und Yoga funktionieren, beginnt man zu erkennen, dass die Art, wie wir die anderen jetzt behandeln, darüber entscheidet, wie viel Freude oder Leid wir in Zukunft erfahren werden.

Verzehrt man Fleisch, Fisch und Milchprodukte, kann das Leid recht schnell in Form von gesundheitlichen Problemen wie Herzkrankheiten, Schlaganfall und Krebs auftreten. Aber in vielen Fällen brauchen die karmischen

Samen der Gewalt, wie alle Samen, Zeit, um gelegt zu werden, zu keimen und zu wachsen. Man mag die Auswirkungen der eigenen schädlichen Handlungen nicht sofort erkennen. Es mag sogar sein, dass die negativen Samen, die wir jetzt säen, erst in zukünftigen Leben Früchte tragen. So etwas wie „Instant Karma"[25] gibt es nicht. Wenn es das gäbe, würde jemand, der einen Hamburger gegessen hat, einfach tot umfallen.

Durch die Yogapraxis und ethischen Vegetarismus können wir erkennen, dass wir dazu geschaffen wurden, im Einklang mit allen anderen Tieren und allem Leben zu existieren. Wir beginnen zu verstehen, dass unser physischer Körper besser funktioniert, wenn er anderen keine Angst einflößt und sie nicht umbringen muss und dass es keinen Nährstoff gibt, den wir nicht direkt aus pflanzlichen Quellen oder vom Sonnenlicht beziehen können. Wir werden begreifen, dass unsere alten Körper in leichte und ganzheitliche Systeme transformiert werden können – in heilige Körper, die als Friedensbringer benutzt werden können. Wir können der Frieden werden, den wir in der Welt sehen wollen; alle Wesen werden in unserer Anwesenheit glücklich sein und nicht erfüllt von Angst vor uns davonlaufen.

Gewaltlosigkeit ist unentbehrlich für den Yogi, weil sie das Karma bedingt, das zu ewigem Glück und ewiger Freude führt. Dem universellen Gesetz des Karma zufolge erleidet man, wenn man anderen Leid zufügt, selbst die schmerzhaften Konsequenzen dieser Taten. Der Yogi versteht dies und versucht, so wenig Schaden und Leid wie möglich zu verursachen.

Mitgefühl ist ein wesentlicher Bestandteil von Ahimsa. Durch Mitgefühl beginnt man, sich selbst in anderen zu sehen, und hört auf, anderen Schaden zuzufügen. Empathie zu entwickeln ist aber noch aus einem anderen Grund

---

25) sofort wirkendes Karma; Reaktion folgt unmittelbar der Handlung.

von besonderem Interesse für den Yogi. Es schult den Geist darin, über äußerliche Unterschiede hinwegzusehen. Man beginnt, einen Blick auf die innere Essenz anderer Wesen zu erhaschen. Das ist die universelle Sehnsucht nach Glück.

Um Mitgefühl zu entwickeln, untersuche die Motive, die hinter deinen Handlungen stehen. Sind sie egoistisch oder selbstlos? Zum Beispiel zu sagen, es sei gesünder, Fleisch zu essen, ist *himsisch* oder schädlich, denn hinter dieser Handlung steht ein selbstsüchtiges Motiv. Sobald man versteht, dass Kühe, Schweine, Hühner und alle Tiere, die dafür gezüchtet werden, um von uns gegessen zu werden, genau wie wir nur glücklich sein wollen, erkennen wir in ihnen verwandte Seelen. Die Grenzen zwischen einem selbst und anderen Wesen beginnen zu verschwimmen, wenn dieses Bewusstsein entsteht.

Macht-Spiele

Wir teilen alle ein Bewusstsein. Wenn einem Wesen Schaden zugefügt wird (sei es Tier oder Mensch), wird das früher oder später von allen wahrgenommen. Manche Fleischesser verwenden gerne das Argument, dass auch Pflanzen Gefühle haben. Was wäre also der Unterschied, ein Hühnchen oder eine Karotte zu essen? Die Antwort ist einfach: Patañjali macht Ahimsa zu einer *Übung,* sich zu bemühen, möglichst wenig Schaden anzurichten. Der Yogi strebt danach, möglichst wenig Schaden anzurichten, und es ist klar, dass eine vegetarische Ernährung dem Planeten und all seinen Bewohnern am wenigsten Schaden zufügt.

Im Großen und Ganzen ist die Plage der Menschen die Krankheit der Trennung. Als Spezies stehen wir weder mit uns selbst, unserem Geist oder unseren Gefühlen noch mit anderen, seien es nun andere Menschen oder Tiere, im Einklang. Wir sind nervös, konkurrieren miteinander, sind ängstlich oder besorgt. Wir sehnen uns nach Respekt und

Anerkennung, während wir gleichzeitig nach Herrschaft und Macht streben. Wir leben keineswegs in Harmonie mit unserer Umwelt und versuchen, sie ständig unseren Bedürfnissen oder noch öfter unseren Begierden anzupassen, ohne Rücksicht darauf zu nehmen, welchen Einfluss unsere Handlung auf andere und die Erde haben. Dieses „Unbehagen" ist die Ursache aller möglichen Probleme. Wir zerstören uns selbst, andere Tierarten und den Planeten auf unserer hektisch geleiteten Suche nach Glück und Leichtigkeit des Seins.

Indem wir andere Tiere versklaven und sie durch lebenslange Folter und Entwürdigung missbrauchen, rauben wir ihnen Freiheit und Glück. Wie können wir selbst hoffen, glücklich und frei zu werden, wenn unser Leben darauf aufbaut, dies anderen zu verwehren? Wenn wir mehr Frieden und Freude in unser eigenes Leben bringen wollen, müssen wir aufhören, Gewalt und Unglück in das Leben anderer zu bringen.

Wir erzählen unseren Kindern, dass „Macht nicht vor Recht geht". Dennoch missachten wir dieses Konzept, wenn es um die alltägliche Realität geht. Dort wird Macht dazu gebraucht, um Tiere aufzuziehen, um sie zu essen, zu versklaven und einzusperren.

maitryadishu balani
PYS III.24
Aus Mitgefühl erwächst Stärke.

maitri: Freundlichkeit
adishu: und so weiter (Mitgefühl, Güte)
balani: Stärke, Kraft

Hierbei handelt es sich um ein radikales Konzept, weil es einen Teil unserer Erziehung herausfordert, der besagt, dass Stärke durch das Schwächen anderer entsteht. Die Gabel kann ein gewaltiges Instrument zur Massenvernichtung sein – oder ein Werkzeug, um eine Bewegung des friedlichen Miteinanders anzuführen. Eine mitfühlende vegetarische Ernährung kann Frieden im eigenen Körper, Frieden mit anderen Spezies und Frieden auf Erden schaffen.

In der Tat ist es sehr radikal, in diesen Zeiten Vegetarier zu sein! Ingrid Newkirk erinnert uns: „Habe niemals Angst davor, radikal zu wirken. In der Geschichte waren die besten Leute immer radikal." Das Wort *radikal,* genau wie das Wort *Rettich* (engl. *radish*) kommen vom Wortstamm *rad* und bedeuten „Wurzel". Ein Radikaler ist jemand, der versucht, eine Situation an der Wurzel zu packen. Yogis waren von jeher radikal und wurden sogar als Ketzer betrachtet, weil die Yogaphilosophie besagt, dass man weder einen Mittler noch einen Priester benötigt – denn du stehst in direkter Verbindung mit Gott. Yogis suchen nach dem wahren Grund, weil sie verstehen, dass es nur eine umfassende Veränderung geben kann, wenn man am Ausgangspunkt, der Wurzel, eine Kursänderung vornimmt. Dass diese Tatsache nicht verstanden wurde, ist der Grund, warum so viele Revolutionen im Namen der „Freiheit" in der Vergangenheit niemals längerfristige positive Veränderungen bewirken konnten. Sie haben sich immer nur mit den oberflächlichen Symptomen auseinandergesetzt, nicht mit der Wurzel der sozialen und kulturellen Probleme.

Wenn wir langfristig wirksame Lösungen für unsere derzeitigen Probleme finden wollen, sollten wir die Umstände ihrer Entstehung genauer betrachten. Die Geschichte hat uns gezeigt, dass die Versklavung der Tiere als Vorbild für die Versklavung des Menschen gedient hat. Zuerst wurden Tiere versklavt und ausgebeutet. Von dort war der Weg nicht mehr weit, Menschen ebenfalls „wie Tiere" zu behandeln, indem man auch sie zu versklaven und auszubeuten begann.

Im alten Indien war die Kuh wichtig für die Wirtschaft. Das Wort für „Kuh" wurde zum Synonym für andere Worte, die den Wert einer Kultur beschrieben, die auf der Ausbeutung von Tieren, vor allem von Rindern, aufgebaut wurde. Die Göttin der Natur, zum Beispiel, wurde die „perfekte Kuh" genannt, da sie ihre Anhänger mit Reichtum beschenkte. So kam es, dass die Menschen begannen, die Natur zu betrachten, als sei sie dazu da, uns zu nützen und von uns ausgenutzt zu werden. Bis in die heutige Zeit betrachten Kuhhirten ihre Tiere als Lieferanten von Milch, Fleisch, Dung und damit letztlich auch von Geld für die Menschen.

Auf unserer Suche nach Frieden ist es ein wichtiger Schritt, zu erkennen, dass Kriege vorwiegend aufgrund von Streitigkeiten über den Besitz von Tieren und Land ausgetragen wurden. Interessanterweise gibt es im Sanskrit das Wort *gavya* für Krieg. Wörtlich übersetzt bedeutet es „das Verlangen, für mehr Rinder zu kämpfen." Das Wort *gavishti* bedeutet „kämpfen wollen". Beide Worte haben die Wurzel *gav* oder auch *go,* was „Kuh" bedeutet. Die Domestizierung (Versklavung) von Kühen führte also zu Kriegen.

Befreite Seelen

Yogis streben nach wirklicher und langfristiger Freiheit von Leid. Der Sanskritbegriff *jivanmukti* zeigt, dass die philosophische Idee einer solchen Freiheit auch für jemanden möglich ist, der sich noch in seiner sterblichen Hülle befindet, und dass man nicht bis nach dem Tod warten muss. *Jiva* bedeutet „individuelle Seele", *mukti* „Befreiung". Zusammengesetzt bezeichnen diese Wörter eine befreite Seele, eine Person, die sich selbst nicht als getrennte Entität wahrnimmt, sondern als heilig: jemand, der sich als Teil der gesamten Schöpfung erkennt.

Der *Jivanmukta* erfährt Befreiung – absolute Freiheit von allen einschränkenden und leidvollen Zuständen –, und er wünscht sich das für alle Wesen. Im tibetischen Buddhismus finden wir eine ähnliche Idee im Konzept des *Bodhisattva*: einer, der für das Wohlergehen anderer lebt und dem das Glück und die Freiheit anderer die höchste Freude ist. Yoga bedeutet Freiheit. Sklaverei ist das Gegenteil von Freiheit. Wir selbst können nicht frei sein, wenn wir andere ihres Glückes und ihrer Freiheit berauben. Durch die Yogapraxis beginnen wir, uns selbst als untrennbar vom Ganzen wahrzunehmen, und erkennen, dass alles, was wir anderen antun, letztlich auf uns selbst zurückfällt.

Pratishthayam bedeutet „eine bestimmte Übung zu meistern oder sie zur (zweiten) Natur werden zu lassen". Wenn wir die Welt friedlicher machen wollen, müssen wir zuerst selbst die Gewalt aufgeben. Wenn wir die Gewalt verringern, wird auch die Welt um uns herum weniger gewalttätig sein. Wir können nichts verlangen, von dem wir nicht selbst bereit sind, es zu verkörpern.

Ich sprach einmal mit einem sehr bekannten Yogalehrer, der kein Vegetarier ist und der seinen Schülern vermittelte, Vegetarismus sei ein zu vernachlässigender Aspekt der Yogapraxis, über das Thema *ahimsa-pratisthayam* (in Ahimsa verwurzelt sein). Auf einer Yogakonferenz gab er öffentlich bekannt, dass es nicht notwendig sei, Vegetarier zu sein, um Ahimsa zu leben. Ich fragte ihn, ob jemand ein Tier schlachten und essen könne, ohne dem Tier Schaden zuzufügen, was doch die logische Schlussfolgerung seiner Aussage sei. Er wich meiner Frage aus und stellte mir die Gegenfrage, ob ich dächte, dass Buddha und Jesus erleuchtete Wesen seien, und fügte hinzu, dass keiner von beiden Vegetarier gewesen sei. „Woher willst du wissen, dass sie keine Vegetarier waren?", fragte ich ihn.

In Wahrheit weiß niemand genau, was sie gegessen haben oder nicht. Wir wissen aber zweifellos, was wir gegessen haben. Wir wissen genau, ob wir ein friedvolles, ruhiges Leben führen oder ob es voller Gewalt und Feindseligkeit ist. Yoga wird zugeschrieben, dass er das Handeln vervollkommnet, weil die egoistischen Motive wegfallen. Yogis nutzen die Welt, in der sie leben, und die Art, in der sie mit der Welt interagieren, als Mittel zur Transformation. Eine vegane Ernährung ist eine sachkundige, intelligente und bewusste Art, jedes Mal, wenn wir eine Entscheidung treffen, friedvoll und selbstlos zu handeln, weil es sowohl das Wohlergehen anderer als auch unser eigenes Wohl in Betracht zieht.

Die Yogapraxis schafft inneres Vertrauen. Während wir unser Selbstbewusstsein stärken, verlieren wir auch unsere Ängste. Die Selbstsucht wird verringert. Durch die Fähigkeit, das Leben um uns herum zu spüren, können wir wahrnehmen, wenn das Leben uns durch die Natur etwas zu vermitteln versucht. Es spricht zu uns durch die Tiere, die Bäume, das Wasser, die Luft. Die Botschaft ist einfach und dennoch sehr tiefgründig: Alles Leben steht in Verbindung miteinander. Was wir anderen antun, betrifft uns alle. Wenn wir das zu fühlen beginnen, können wir uns von der fehlgeleiteten Vorstellung befreien, dass die Erde uns gehört, und stattdessen unser Leben dazu nutzen, für andere da zu sein. Wenn Ahimsa zur (zweiten) Natur wird, leben wir so, dass jegliche Feindseligkeit aus unserem Leben weichen wird. Andere werden uns nicht mehr verletzen. Sie werden keinen Grund haben, sich vor uns zu fürchten. Tiere werden sich in unserer Gegenwart nicht erschrecken, verstecken oder ängstlich davonlaufen. Wenn wir uns selbst von gewalttätigen Tendenzen befreien, reinigen wir die Atmosphäre um uns herum, die nichts anderes ist als eine Projektion unseres innersten Wesens.

Kapitel 3
ṣatẙa
Die Wahrheit sprechen

Wenn die Leute die Wahrheit darüber wüssten,
wie schlecht Tiere in der heutigen Massentierhaltung
behandelt werden. Wenn die Leute wüssten, wie diese
Wesen ihr ganzes Leben lang eingepfercht und bewe-
gungsunfähig gemacht werden. Wenn die Leute wüssten,
wie schlimm und erbarmungslos die Grausamkeit ist,
die diese Tiere ertragen müssen, würde sich etwas
verändern. Wenn die Leute nur wüssten. Aber zu viele
entscheiden sich dafür, wegzuschauen, die Tatsachen
zu verschleiern, unwissend zu bleiben und weiter
in der kulturellen Hypnose gefangen zu bleiben.
So ist es bequemer für uns. So ist es angenehmer.
So müssen wir keine großen Risiken eingehen.
Genau so können wir weiterschlafen.
John Robbins

Satya bedeutet „Wahrhaftigkeit". Was passiert, wenn man beginnt, wirklich wahrhaftig zu sein?

satya-pratishthayam kriya-phalashrayatvam
PYS II.36
Wenn jemand seine Sprache nicht mit Lügen
beschmutzt, werden seine Worte gehört und ziehen
eine positive und sofortige Wirkung nach sich.
Dann ist der Sprechende in der Lage zu sagen,
was er meint. Und was er sagt, geht in Erfüllung.

satya: Wahrheit
pratishthayam: verwurzelt sein in
oder etwas zur (zweiten) Natur werden lassen
kriya: Reinigung
phala: Frucht, Erfüllung, eintreten, geschehen
ashrayatvam: Abhängigkeit

Verrat und Betrug waren die ursprünglichen Methoden,
um vor Tausenden von Jahren die Tiere zu domestizieren:
Die Eltern wurden getötet, die Säuglinge geraubt und als
Waisen aufgezogen, als ob sie die eigenen Kinder wären.
Folglich entwickelt das Baby eine Beziehung und wächst
in dem Glauben auf, Teil der Familie zu sein. Auf diese
Weise werden die Tiere abhängig gemacht und vertrauen
ihrem Unterdrücker. So können sie leicht ausgebeutet
werden – geschoren, gemolken und benutzt, um noch
mehr Nachkommen zu zeugen. Sobald ihr maximaler Nutzen erschöpft ist, werden sie getötet und – als absolute
Erniedrigung – gegessen. Diese Herr-Sklave-Beziehung
begann mit dem Betrug von Tierbabys und dauert bis zum
heutigen Tage an.

Wenn die natürliche Verbindung, die zwischen Kind und
Eltern entsteht, aufgelöst wird, kann das Kind sich nicht
auf gesunde Art entwickeln. Physische und psychische
Störungen sind die Folgen. Das Kind bleibt dysfunktional

und hat eine verquere Wahrnehmung seiner selbst und anderer. Durch diese Verletzlichkeit kann der Unterdrücker es einfacher manipulieren. Es ist einfacher, andere zu manipulieren, wenn man ihnen ihre Persönlichkeit wegnimmt und sie zu Objekten macht.

Auf einem Bauernhof zu leben bedeutete für Tiere nie, dass sie eine glückliche, gesunde Familie erfahren. Lange vor der Entstehung industrieller Großmastbetriebe waren Bauernhöfe Orte, um Tiere aufzuziehen und sie auszunutzen. In der Landwirtschaft werden Samen gelegt, um Früchte zu ernten. Tiere auf dem Bauernhof werden wie Pflanzen behandelt – als ob sie die gleichen Gefühle hätten wie Pflanzen. Bauernhöfe sind Zuchtanstalten, in denen Vergewaltigung und Manipulation an der Tagesordnung sind. Tieren auf dem Bauernhof ist es nicht erlaubt, normale Bindungen mit ihresgleichen zu entwickeln. Die Kuh, die Sau oder das Schaf werden nie die Möglichkeit haben, eine Beziehung zu den männlichen Wesen zu haben, die die Samenspender für ihre Kinder sind. Sie werden niemals eine Beziehung zu den Kindern, die sie auf die Welt gebracht haben, aufbauen können. In den meisten Fällen wird es ihnen nicht einmal erlaubt, ihre Kinder zu sehen oder zu berühren. Sie bleiben an ihren Stall gekettet, können nur geradeaus schauen. Säue werden auf der Seite liegend auf den Betonboden gefesselt, vollkommen bewegungsunfähig, während sie ihre Kinder gebären und für die kurze Zeit, in der sie ihre Ferkel säugen.

Kulturelle Hypnose

Dem Verbraucher allerdings wird nicht die Wahrheit über den Ursprung seiner Nahrung erzählt. Stattdessen wird gelogen. Die Fleisch- und Milchindustrie gibt Millionen für Werbung aus, um uns zu täuschen. Da die Fleisch- und Milchindustrie die Basis unserer Wirtschaft darstellen, wollen auch staatliche Institutionen vermeiden, dass die

Öffentlichkeit davon weiß. Es gibt nun sogar Gesetze, die die Viehzuchtindustrien vor dem prüfenden Blick der Öffentlichkeit schützen. Für Tierrechtsaktivisten wird es härter und härter, Zugang zu industriellen Mastbetrieben und Schlachthäusern zu bekommen, um das Geschehen zu dokumentieren. Die wenigen Bilder und Filmaufnahmen, die existieren und der Öffentlichkeit zugänglich sind, sind sehr gefährlich für die Tierindustrie. Warum? Da in unserer Kultur „sehen" mit „die Wahrheit sehen" gleichgesetzt wird und diese Filmaufnahmen und Bilder die Wahrheit zeigen – eine Wahrheit, die, wenn man sie einmal gesehen hat, unmöglich zu verleugnen ist. Wir leben in einer weltweiten Kultur, die alles verleugnet, was mit der Behandlung der Tiere in Zusammenhang steht. Keiner will darüber reden. Tatsächlich wird es als Tabu betrachtet, darüber zu sprechen. Es könnte jemandem den Appetit verderben.

Wenn Werbung gemacht wird, um Fleisch, Milch oder Eier zu verkaufen, werden glückliche Tiere im Kreise ihrer Bauernhof-Familien dargestellt: Kälber, die neben ihren Müttern auf weiten, grünen Feldern grasen, oder süße, flauschige Küken, die eine liebevolle Mutterhenne auf einem idyllischen Bauernhof umringen. Die Wahrheit allerdings ist, dass in industriellen Viehzuchtbetrieben und auch auf Bauernhöfen den Müttern im Allgemeinen nicht erlaubt wird, bei ihren Kindern zu sein. Diese Bilder sind Werbebetrug. Obwohl wir in unseren Herzen die Wahrheit über die Behandlung von Nutztieren kennen, belügen wir uns selbst. Wir halten diese Unwahrheit aufrecht, indem wir unsere Kinder belügen und sie nicht dazu ermutigen, die Wahrheit herauszufinden. Je mehr wir andere belügen, desto mehr werden wir von anderen belogen werden. Schließlich wird eine Kommunikation voller Lügen zur Normalität. Niemals sagen wir wirklich, was wir meinen, oder tun, was wir sagen. Die Werbung und verschiedenen

Medien benutzen Lügen, um uns davon zu überzeugen, dass wir weiterhin Tiere versklaven, benutzen, ausbeuten und ihr Fleisch essen müssen. Das ist eine Art des Lügens, eine Verletzung der Fähigkeit zu sprechen, die jede Möglichkeit zerstört, eine Atmosphäre von Wahrhaftigkeit, Satya, zu erschaffen. Diese Trennung von Körper, Geist und Sprache verhindert die Entwicklung von Dharana, der Fähigkeit, zu meditieren und mit der glückserfüllten transzendenten Realität eins zu werden. Die Fähigkeit zur Konzentration ist ohnehin eine schwierige Übung für die meisten Leute, egal ob sie Vegetarier sind oder nicht. Fleischesser, die versuchen zu meditieren, müssen sich verstärkt mit dieser Schwierigkeit auseinandersetzen, ganz zu schweigen von der Paranoia und Angst, die sie aufgrund des Terrors, der anderen zugefügt wird, erleben.

Einige Fleischesser behaupten von sich, friedliche Menschen zu sein, die keiner Fliege etwas zu Leide tun könnten – sie haben das Tier schließlich nicht umgebracht. Sie essen es nur aus Bequemlichkeit. Diese Denkweise ist ein Beispiel dafür, wie machtlos und einsam sich die meisten Fleisch essenden Mitglieder unserer Kultur fühlen. Sie wurden überzeugt, dass es keine Auswirkungen auf den größeren Gesamtzusammenhang hat. Es ist doch nur mein Abendessen, eine Scheibe Schinken zwischen zwei Scheiben Brot; was kann das schon ausmachen? Fakt ist: Wenn wir ein Stück Fleisch kaufen, sind wir diejenigen, die das Todesurteil dieses Tieres unterzeichnet haben. Wenn ein Auftragsmörder bezahlt wird, jemanden zu töten, sollten wir dann denjenigen, der ihn beauftragt hat, als unschuldig betrachten und die ganze Schuld auf den abwälzen, der den Abzug betätigt hat? Wenn wir Fleisch und Milchprodukte kaufen und essen, arbeiten die Metzger, die Mitarbeiter der Schlachtbetriebe und die Angestellten der industriellen Viehzuchtbetriebe für uns. Wenn alle auf der Welt morgen aufwachen würden und sich weigern würden, Fleisch und

Milchprodukte zu kaufen, wären diese Industrien nicht mehr lukrativ. Das ist der einzige Grund ihres Bestehens.

Wirklich wahrhaftig

Wenn man beginnt, ein ehrlicheres Leben zu führen, gehört es dazu, dass man selbst die Verantwortung für seine Handlungen übernimmt. Wenn wir aufhören, andere für unsere Aktionen verantwortlich zu machen, machen wir einen riesigen Schritt vorwärts. Wir befreien uns von unserem schlechten Selbstwertgefühl, das dadurch entsteht, dass wir ständig unsere Entscheidungen an andere abtreten.

Ich bin eng befreundet mit einer Familie, die ich seit Jahren kenne. Ich habe ihre Kinder aufwachsen sehen. Die Eltern haben meinen Veganismus immer respektiert. Wenn ich zu Besuch komme, isst die gesamte Familie, zumindest für die Zeit, in der ich bei ihnen bin, vegan. Normalerweise essen sie Fleisch. Eines Sommers fragte mich eines der Kinder, ein Teenager zu dieser Zeit, warum ich Veganerin sei. Ich antwortete, dass ich zum Frieden auf diesem Planeten beitragen und nicht die Gewalt unterstützen wolle. „Das will ich auch", sagte er voller Enthusiasmus. „Du kennst mich. Ich bin sehr friedlich, aber ich esse trotzdem Fleisch. Was hat das denn mit Frieden zu tun?" „Ein Tier zu essen ist eine Gewalttat", antwortete ich. „Aber nur, wenn du das Tier tötest", argumentierte er, „und ich töte niemanden. Ich würde niemals ein Tier töten oder jagen gehen oder irgendeines verletzen. Ich esse sie nur, jemand anders tötet sie." „Aber du bezahlst jemanden dafür, sie zu töten. Macht dich das nicht verantwortlich?", fragte ich ihn. „Nein", sagte er, „weil ich es nicht bin, der die Lebensmittel kauft. Meine Eltern tun das, nicht ich."

Das ist kein Einzelfall. Solche Gefühle sind allgegenwärtig in unseren hierarchischen, durchstrukturierten Gesellschaften. Verantwortung für unsere Handlungen zu übernehmen wird als weniger wichtig erachtet als zu tun, was uns gesagt wird, oder gehorsam der Masse zu folgen und keine Fragen zu stellen. Es wird uns wieder und wieder gesagt, dass die Handlungen des Einzelnen keine Auswirkung auf das große Ganze haben.

Gefährlich gehorsam

Der Psychologe Stanley Milgram führte in den 1960er Jahren an der Universität von Yale ein bekanntes Experiment durch. In seiner Studie ging es um Gehorsam, ein in unserer Kultur tief verwurzeltes Verhalten, und wie es sogar ethische Gesichtspunkte außer Kraft setzen kann. Das Experiment untersuchte die Bereitschaft der Versuchsteilnehmer, einer Autoritätsfigur zu gehorchen. Diese instruierte sie, Dinge auszuführen, die sich mit ihrem persönlichen Gewissen nicht vereinbaren ließen.

In diesem Experiment kommen zwei Personen in ein psychologisches Versuchslabor, um an einer Studie teilzunehmen. Einer wird zum „Lehrer", der andere zum „Schüler" bestimmt. Der Versuchsleiter erklärt, dass die Studie sich damit befasst, welchen Einfluss Bestrafung auf das Lernen hat. Der Schüler wird in einen Raum geführt und an einem Stuhl festgebunden, und es werden dem Anschein nach Elektroden an seinen Handgelenken befestigt. Es wird ihm gesagt, dass ihm vom Lehrer eine Liste von einfachen Worten vorgelesen wird. Daraufhin werde er auf seine Fähigkeit geprüft, sich an das jeweils zweite Wort eines Paares zu erinnern, wenn ihm das erste gesagt wird. Jedes Mal, wenn er einen Fehler macht, werde ihm der Lehrer mit einem Schalter einen Elektroschock verabreichen und die Intensität allmählich steigern.

Der Lehrer ist die wirklich ahnungslose Versuchsperson. Der Schüler ist ein Schauspieler, der nur vorgibt, Elektroschocks zu erhalten, in Wirklichkeit aber gar keine erhält. Der Schüler sitzt auf einem Stuhl, der sich klar im Sichtfeld des Lehrers befindet. Wenn der Schüler anfängt, Fehler zu machen, betätigt der Lehrer einen Schalter, der einen Stromschlag erzeugen soll. Sobald der Schauspieler/ Schüler sich zusammenzukrümmen und wirklich zu leiden schiene, vielleicht sogar zu schreien begänne, würde der Lehrer sich zwangsläufig an den Versuchsleiter wenden, um das Experiment zu stoppen. Der Versuchsleiter würde immer wieder darauf beharren, das Experiment weiterzuführen. Der Schauspieler/Schüler würde noch dramatischer Schmerzen ausdrücken, und der Lehrer würde sich wieder an den Versuchsleiter wenden, um das Experiment zu unterbrechen. Der Versuchsleiter würde wieder darauf bestehen, dass der Lehrer das Experiment zu Ende führen müsse. Die meisten Versuchspersonen, die an diesem Experiment teilnahmen, gaben dem Schüler weiterhin Elektroschocks, auch wenn sie sich beim Versuchsleiter beklagten, dass sie dieses Verhalten für unethisch hielten. Sie gehorchten dem Versuchsleiter entgegen ihren eigenen Gefühlen.

Das Experiment begann im Juli 1961, drei Monate, nachdem der Prozess gegen den Kriegsverbrecher Adolf Eichmann begonnen hatte. Milgram sagte, dass er das Experiment entwickelt habe, um herauszufinden, ob es möglich sei, dass Eichmann und seine Komplizen nur Befehlen gefolgt seien. „Die Frage kommt auf", schrieb er im Vorwort seines Buches *Das Milgram-Experiment. Zur Gehorsamsbereitschaft gegenüber Autorität,* „ob es wirklich einen Zusammenhang zwischen dem, was wir im Labor untersucht haben, und der Art der Gehorsamkeit gibt, die in der Nazizeit an den Tag gelegt wurde. Das Wesen der Gehorsamkeit besteht in der Tatsache, dass eine Person sich selbst als Instrument sieht, die Wünsche eines anderen auszuführen, und sich deshalb nicht länger für ihre Taten verantwortlich fühlt."[27]

---

27) Stanley Milgram, *Das Milgram-Experiment. Zur Gehorsamsbereitschaft gegenüber Autorität* (Reinbek bei Hamburg, 1974), Vorwort.

„Normale Leute, die nur ihre Arbeit verrichten, und das ohne jeglichen bösen Willen von ihrer Seite, können somit zu Akteuren in einem extrem zerstörerischen Prozess werden. Darüber hinaus, selbst wenn ihnen die vernichtenden Auswirkungen ihrer Arbeit bewusst werden und sie dazu aufgefordert werden, Handlungen auszuführen, die mit ihren grundlegenden moralischen Standards in Konflikt stehen, gibt es nur wenige Leute, die die Mittel haben, sich der Autorität zu widersetzen."[28]

„Selbst Eichmann wurde es schlecht, als er die Konzentrationslager besichtigte, aber das Einzige, was er tun musste, war am Schreibtisch zu sitzen und Papiere zu wälzen. Zur selben Zeit konnte der Mann, der tatsächlich das Zyklon B in die Gaskammer einließ, sein Verhalten dadurch rechtfertigen, dass er ja nur Befehle von oben ausführte. So kommt es zu der Teilung des gesamten menschlichen Handelns. Da keiner sich entschieden hat, die böse Tat auszuüben, sieht sich auch keiner für die Konsequenzen zuständig. Die Person, die die volle Verantwortung übernimmt, hat sich einfach in Luft aufgelöst. Vielleicht ist das der größte gemeinsame Nenner des sozial organisierten Bösen der modernen Gesellschaft."[29] In Milgrams Experiment haben 65 Prozent der Versuchspersonen die höchstmögliche Voltzahl der Elektroschocks ausgelöst.

Interessanterweise wurde in den frühen Sechzigern ein weiteres Experiment durchgeführt, allerdings mit Rhesusaffen, die auch als Makaken bekannt sind. Die Mehrheit der Affen bediente eine Vorrichtung nicht, um sich Essen zu sichern, wenn das bedeutete, einem anderen Affen durch einen Elektroschock Schmerz zuzufügen.[30]

---

28) Stanley Milgram, „The Perils of Obedience", Harper´s Magazine 1974.
29) Stanley Milgram, Das Milgram-Experiment. Zur Gehorsamsbereitschaft gegenüber Autorität (Reinbek bei Hamburg, 1974), Vorwort.
30) Jules Masserman, M.D., William Terris, M.S. and Stanley Wechkin, Ph.D., „Altruistic Rhesus Monkeys", American Journal of Psychiatry 121 (1964): S. 584–585.

Eine Versuchsbeschreibung lautet: „In einer Laborum-gebung wurden Makaken gefüttert, wenn sie bereit waren, an einer Kette zu ziehen und einem nicht-verwandten Makaken einen Stromschlag zu geben, dessen Qual durch ein Einwegspiegel deutlich sichtbar war. Anderenfalls gingen sie leer aus und mussten hungern. Nachdem die Affen verstanden hatten, welche Konsequenzen das Ziehen an der Kette verursachte, weigerten sie sich meis-tens, daran zu ziehen. In einer Versuchsreihe zogen nur 13 Prozent daran. 87 Prozent blieben lieber hungrig. Ein Makake blieb lieber für fast zwei Wochen ohne Nahrung, als einem seiner Artgenossen wehzutun. Makaken, die in einem vorherigen Versuch selbst Elektroschocks erlitten hatten, waren noch weniger bereit, an der Kette zu ziehen. Der soziale Rang und das Geschlecht der Makaken hatten nur wenig Einfluss auf das Verhalten... Aus menschlicher Sicht scheinen diese Makaken – die niemals eine Sonntags-schule besucht hatten, die niemals etwas von den Zehn Geboten gehört hatten und auch niemals eine einzige Stunde Gemeinschaftskunde besucht haben – vorbildlich zu sein, wenn es um ihre moralischen Grundlagen und ihren mutigen Widerstand gegen das Böse geht."[31]

In ihrem Verhalten Tieren gegenüber sind alle Menschen Nazis. Für die Tiere ist es ein ewiges Treblinka.
Issac Bashevis Singer

Durch die Yogapraxis beginnen wir, uns mit dem Gewis-sen auseinanderzusetzen, das uns Informationen über den möglichen Ausgang unserer Handlungen gibt. Aus diesem Bewusstsein heraus zu handeln bedeutet, unabhängig zu handeln – nur dem eigenen Inneren verpflichtet. Dieser

---

31) Carl Sagan und Ann Druyan, *Shadows of Forgotten Ancestors* (New York: Ballantine Books, 1992), S. 117.

Ort, der von manchen als Herz bezeichnet wird, ist unsere Verbindung zur größeren Welt oder zu einem größeren Herzen. Wenn wir aus diesem Bewusstsein heraus handeln, sind unsere Handlungen niemals nur selbstsüchtig. Sie dienen dem großen Ganzen. Wie Milgram mit seinem Experiment zeigt, kann unsere kulturelle Konditionierung so stark sein, dass sie uns von unserem Herzen trennt, und das führt zu einem Gefühl der Machtlosigkeit. Wir werden programmiert, auf eine Art und Weise zu handeln, die vollkommen unzusammenhängend ist und uns selbst nicht entspricht. Es ist kein guter Grund, etwas zu tun, nur weil alle anderen es tun. Etwas zu tun, weil wir glauben, Gott habe es uns befohlen, ist auch kein guter Grund. Mit Gewalt zu leben und dies zu verneinen, bedeutet eine Lüge zu leben. Wenn man eine Lüge lebt, hinterlässt das eine tiefe Wunde in der menschlichen Psyche. Yoga strebt danach, diese Wunde zu heilen.

Stimmig sprechen

Eine der Möglichkeiten, die einem zeigen, ob man Fortschritte im Yoga macht, vor allem im Hatha Yoga, ist es, die eigene Stimme zu beobachten. Durch eine konstante Praxis wird man feststellen, dass man die Lautstärke und Höhe der Stimme so regulieren kann, dass man gehört und verstanden wird. Noch wichtiger ist, dass man sagen kann, was man meint, und meint, was man sagt. Wenn das passiert, ist das ein Zeichen, dass die Krankheit der Trennung im Begriff ist zu heilen. Es wird immer einfacher werden, sich mit Integrität und aus einer tiefen Verbundenheit mit allem anstatt aus der Isolation heraus auszudrücken.

Generell wird es als normal betrachtet, dass die Menschen eine Sache sagen, während sie etwas vollständig anderes denken, und dann eine dem wiederum komplett widersprechenden Sache tun. Ein Grund für dieses Symptom ist, dass wir alle konditioniert wurden, uns von der

Realität zu entfremden auch von der Wahrheit, wie wir die Tiere wirklich sehen und behandeln.

Die meisten von uns sagen, sie wollen Frieden, Gerechtigkeit und Freiheit für alle. Aber unsere Handlungen sprechen eine andere Sprache, wenn wir in einen Hamburger beißen oder eine Kugel Eis bestellen, einen echten Pelz zu einer Anti-Kriegs-Demo tragen oder unseren Kindern Würstchen servieren. Wenn man sich dessen einmal bewusst wird, gibt es keinen Weg zurück, und man beginnt die alltäglichen Scheinheiligkeiten zu bemerken, die Löcher in unserer Aufmerksamkeit, die vom Verhalten der Massen und einer kranken Kultur gerechtfertigt werden.

Wenn man diese Themen ehrlich betrachtet, wird man erkennen, dass wir überall vom Auswuchs einer uralten Kultur umgeben sind, die sich die Tiere untertan gemacht hat. Die Trennung des eigenen Gefühls oder des aufrichtigen Glaubens und dem, was man sagt und tut, stammt aus einer patriarchalischen Herdenkultur, die so alt wie Babylon ist. Ein interessantes historisches Faktum ist, dass in Sumer, das als Wiege der westlichen Zivilisation gilt, sowohl die Herdenkultur als auch das geschriebene Wort ihren Ursprung fanden. Die sumerischen Keilschrifttafeln werden zur ältesten aufgezeichneten Literatur gezählt. Die ausladenden Werke, meist in Form von Gedichten, erzählen die Geschichte eines Mannes, der Tier und Natur erobert hat, und beginnt, eine städtische Gesellschaftsform mit hierarchischem Strukturen von Regierung, Religion und Wirtschaft zu erschaffen, die auf der Versklavung von Tieren aufgebaut ist.

Von Herzen leben

Jahrtausendelang haben wir uns selbst konditioniert, Dinge zu tun, von denen wir im tiefsten Herzen wussten, dass sie moralisch verwerflich sind. Dennoch tun wir sie, weil es uns die Autoritätsfiguren in unserem Leben so sagen. Uns wird erzählt, dass das Leben schwer sei und dass wir uns in manchen Situationen einfach zusammenreißen und diese Dinge trotzdem tun müssen, selbst wenn sie noch so unangenehm sein mögen – wie zum Beispiel Tiere zu töten. Wir messen in unserem Leben mit zweierlei Maß: wir wollen unseren Kindern nicht erzählen, wo das Essen herkommt, und wir wollen das Töten nicht von eigener Hand ausführen, aber wir hinterfragen auch nicht die Lüge, die unserem Missbrauch der Tiere zugrunde liegt. Die Wahrheit ist, dass wir sie nicht verletzen, töten oder essen müssen, um glücklich, gesund und weise zu sein. Um uns dessen aber bewusst zu werden, müssen wir uns selbst dekonditionieren und Wege finden, aus dem Herzen heraus zu leben und zu handeln. Stanley Milgram weist darauf hin: „Es kann sein, dass wir nur Marionetten sind, deren Fäden die Gesellschaft in Händen hält. Aber zumindest sind wir Marionetten mit der Fähigkeit wahrzunehmen. Vielleicht ist genau dieses Bewusstsein der erste Schritt zur Befreiung."

Der Macher von *Der Tierfilm* fragte zufällig ausgewählte Menschen auf der Straße, ob sie Tiere mögen. Eine Frau antwortete auf sehr bezeichnende Art: „Tiere? Ich liebe Tiere!" Dann fragte er weiter: „Essen sie Tiere?" Die Frau fragte ungläubig: „Tiere essen? Ja. Tut das nicht jeder?" Der Regisseur fragte dann weiter: „Aber Sie sagten doch, dass sie Tiere lieben. Widerspricht sich das nicht?" Darauf antwortete die Frau, „Nun, ich würde gern nach meinen Prinzipien leben, aber ich tue es nicht, denn wir müssen doch essen, oder nicht?"

Die Industrie, die Tiere ausbeutet, erschafft sich eigennützig Euphemismen, um die Wahrheit ihrer Handlungen zu verbergen. Wenn man sich im eigenen Supermarkt umsieht, fallen Begriffe wie „auf humane Art geschlachtet" oder „nach Tierschutzstandards gezüchtet" auf der Verpackung von Fleisch und Eiern ins Auge. Wenn man *human* im Wörterbuch nachschlägt, findet man: geprägt von Mitgefühl, Sympathie, Güte, Barmherzigkeit und Rücksicht auf andere Menschen oder Tiere. Wenn man *Fürsorge* nachschlägt, findet man Folgendes: interessiert an Gesundheit, Glück und Wohlergehen anderer.

Diese Industrien sind Experten in etwas geworden, was Tom Regan in seinem Buch *Empty Cages* (Leere Zwinger)[32] als „Humpty-Dumpty-Sprache" bezeichnet. In Lewis Carrolls Klassiker *Alice im Wunderland* begegnet Alice dem Ei namens Humpty-Dumpty. Als sie sich unterhalten, ist sie schnell frustriert über Humptys Art, Dinge zu erklären. Er benutzt Wörter, die etwas völlig anderes bedeuten, als eigentlich gemeint ist. Als Alice ihm das sagt, antwortet er: „Wenn ich ein Wort benutze, bedeutet es nur, was ich will, dass es bedeutet – nicht mehr und nicht weniger."

Wir hingegen benutzen diese Humpty-Dumpty-Sprache, um unsere Kinder zu belügen, wenn es darum geht, womit wir sie wirklich ernähren. So lernen sie über die Jahre, dass es nichts gibt, womit man ehrlich sein müsste. Ihnen wird vermittelt, dass Verleugnung, nicht Ehrlichkeit, geschätzt wird und deshalb kultiviert werden sollte. Wir setzen das natürliche Mitgefühl der Kinder außer Kraft, indem wir ihnen Bilder auf Fleischverpackungen zeigen, die herausgeputzte und glückliche Tiere darstellen, oder Cartoons, in denen Schweine Rippchen essen, Kühe Eis verkaufen oder lachende Burger in einem Burgergarten auf und ab hüpfen und sagen: „Bitte iss mich!"

Wenn wir selbst nicht auf die Lügen hereinfallen wollen, die die Leute erzählen, müssen wir beginnen, unsere eigene Sprache zu prüfen und uns selbst zu fragen, ob wir wirklich sagen, was wir meinen. Wenn wir sagen, wir wollen Frieden auf Erden, sind wir dann auch bereit, das zu tun, was nötig ist, um ihn zu schaffen? Sind wir bereit, immer die Wahrheit zu sagen und zu uns selbst und

---

32) Tom Regan, *Empty Cages* (Oxford: Rowman & Littlefield, 2004), S. 78.

anderen ehrlich zu sein? Das ist schwere Arbeit, aber sobald man damit angefangen hat, wird es durch die Übung immer einfacher. Wie Yoga handelt es sich um ein lebenslanges Unterfangen.

Stimmbildung

Wenn wir wollen, dass andere gut von uns sprechen, sind wir dafür bereit aufzuhören, schlecht über andere zu reden, sie zu verurteilen und ihnen Schuld zuzuweisen? Ob es nun der Wahrheit entspricht oder nicht, wir Menschen unterliegen der Annahme, wir seien den anderen Tieren übergeordnet, weil wir die Fähigkeit zur Sprache besitzen. Wissenschaftler haben jedoch herausgefunden, dass auch andere Tiere sprechen können und dies auch tun. Aber sie sprechen Sprachen, die wir nicht verstehen. Die gesamte Natur kommuniziert. Warum nur können wir nicht hören, was sie zu sagen versucht? Wir wollen immer von anderen gehört werden. Wenn man die Wahrheit sprechen will, muss man gut zuhören können. Hören wir die verängstigten Schreie der Tiere in den Großmastbetrieben oder die Laute der Tiere, die geschlachtet werden?

Wenn wir damit aufgewachsen sind, Fleisch und Milchprodukte zu essen, bestehen unsere Körper aus den Tieren, die wir zum Schweigen gebracht haben, indem wir ihre Schreie in abgeschiedenen Mastbetrieben erstickten und ihnen die Hälse beim Schlachten durchgeschnitten haben. Wie könnte sich dies auf unsere Fähigkeit, die Wahrheit zu sprechen, auswirken... und darauf, ob wir gehört werden oder nicht?

Während der Jahre, in denen ich Yoga unterrichtet habe, habe ich viele Schüler beobachtet, die zurückhaltend sind, wenn es darum geht, in der Öffentlichkeit zu sprechen, geschweige denn zu singen oder Mantren zu chanten. Diese Schüchternheit ist eine Form von Egoismus, weil sie entsteht, wenn wir nur an uns selbst und unsere Gefühle denken und nicht an die Gefühle anderer Menschen in unserer Umgebung.

Warum sind so viele von uns so schüchtern? Der Musiker und Aktivist Michael Franti sagt, dass es die größte Angst der Menschen sei, in der Öffentlichkeit zu sprechen, und dass die Angst, in der Öffentlichkeit zu singen, noch größer sei. Aber warum ist das so? Einige sehen die Ursachen in der frühen Kindheit: Wahrscheinlich liegt es daran, dass Lehrer, Eltern und Geschwister sie mit harschen Urteilen, wie „Sei still! Du triffst doch eh keinen Ton" oder „Du bist weder Pavarotti noch Elvis Presley!" zum Schweigen gebracht haben. Diese Erfahrungen sind nicht selten in unserer Kultur, aber sie sollten eher als Symptome und nicht als Ursachen betrachtet werden.

Wenn wir indigene Völker näher betrachten, die sich noch nicht so sehr der Natur entfremdet haben und eng mit den wilden Tieren leben, finden wir Gesellschaftsformen, in denen Singen und Tanzen für jedes Stammesmitglied zum Alltag gehören. Innerhalb dieser sogenannten „unzivilisierten" Stämme gelten Gesang und Tanz nicht als Performance oder „Schau-Spiel", sondern sind eine spielerische Form der Kommunikation mit dem Leben – kein unterhaltsames Produkt, das auf dem Markt zur Schau gestellt wird. Haben wir unsere natürlichen musischen Fähigkeiten, die es uns erlauben, uns frei oder sogar wild in Lied und Tanz auszudrücken, gegen eine domestizierte Version unseres Selbst eingetauscht?

Die meisten von uns akzeptieren unbewusst, dass die „zivilisierte Art" zu leben besser sei als die wilde. Schließlich wurde es uns immer und immer wieder über Generationen hinweg gepredigt. Wir wiederum geben diese unüberprüften Annahmen an unsere Kinder weiter und sind uns nicht bewusst, dass wir damit sie und uns selbst belügen könnten. Wir stellen die Folgen dieses jahrtausendealten Krieges gegen Tiere, Natur und alles, was als wild gilt, nicht infrage. Dennoch hat uns dieses zivilisierte Leben viel gekostet, nicht nur die Natur und die Tiere, sondern auch uns selbst. Als wir die Tiere domestizierten und sie ihrer Natürlichkeit beraubt haben, haben wir uns selbst domestiziert und haben unsere natürliche Fähigkeit verloren, ausdrucksstark und spontan zu sein. Wir wurden nervös, neurotisch, verlegen und – zur gleichen Zeit – eingebildet und arrogant.

Ich habe einmal ein Tierschutzheim in South Carolina besucht, das exotische Tiere aus Missbrauchssituationen in Zirkussen, Shows, Themenparks und dergleichen befreit und ihnen eine einigermaßen sichere Zufluchtstätte bietet. Ich sage „einigermaßen", denn sie werden immer noch in Gefangenschaft gehalten, aber zumindest werden ihnen die Erniedrigungen des Reisens und der Vorführungen erspart. Als ich dort ankam, war der Besitzer sehr erfreut, mich herumzuführen und mir einige der Löwen, Tiger, Elefanten, Paviane, Schimpansen, Zebras, Bären, Wölfe und Berglöwen (um nur ein paar zu nennen) vorzustellen. Er führte mich zum „Kindergarten", um mir den Nachwuchs zu zeigen, und sagte: „Ich will diesen Tieren helfen, ihre Angst vor Menschen zu verlieren – und voreinander." Der Kindergarten bestand aus einem eingezäunten Garten, der an einen großen Schuppen anschloss. Jeden Morgen wurden alle jungen Tiere zum Spielen zusammengebracht und am Nachmittag zu ihren Eltern zurückgebracht. Ich wurde augenblicklich von zwei fünf Monate alten Tigern, die zu mir rannten und währenddessen übereinanderpurzelten, begrüßt. Die Tiger teilten sich ihren Spielplatz mit einem kleinen Berglöwen, einem kleinen Bären namens Ursula und Bambina, einem sanften, großäugigen, zwei Monate alten Rehkitz. Sie schienen alle eng miteinander befreundet zu sein, aber das war nicht das Außergewöhnlichste, das mir auffiel, als ich umrundet von kleinen, haarigen Kindern dasaß. Es war ein Durcheinander von

Stimmen: Sie schienen alle gleichzeitig sprechen zu wollen. Aus meiner Sicht schien es, als wären sie in einem ständigen Dialog miteinander, vor sich hin murmelnd, irgendetwas sagend oder einfach nur, um zu singen. Ich war wortwörtlich sprachlos, weil ich fälschlicherweise angenommen hatte, dass Tiere quasi stumm seien und nur gelegentlich ein Heulen, ein Bellen oder Miauen von sich gäben. Außer den Siamkatzen, mit denen ich gemeinsam leben darf und die sich normalerweise immer lang und breit über das Leben auslassen, hatte ich Haustiere bisher so kennengelernt.

Diese Erfahrung gab mir einen Einblick, wie die Domestizierung der Tiere und die Unterdrückung all ihrer natürlichen Tendenzen dazu geführt haben könnte, dass sie ihre Stimme verloren haben und quasi stumm geworden sind. Es ist allgemein übliche Praxis in der Sklavenhaltung, dass Kinder von ihren Eltern getrennt werden, solange sie noch sehr jung sind. Den Jungtieren wird nicht erlaubt, Kommunikations- und Sprachfähigkeiten zu entwickeln, wie sie es getan hätten, wenn es ihnen erlaubt worden wäre, von ihren Eltern unterwiesen zu werden. Im Gegensatz dazu kommunizieren wilde Tiere viel und ohne Hemmungen. Könnte ein Zusammenhang bestehen zwischen unserer Behandlung der Tiere und unserer eigenen Unfähigkeit, frei zu sprechen und zu singen?

In seinem Buch *Dominion* erzählt Matthew Scully: „Ich denke an einen Bekannten, in vielerlei Hinsicht aufrichtig und gewissenhaft, der neulich versuchte, mich mit einer Geschichte über ein Labor zu schockieren (in Indiana, soweit ich mich erinnere), wo die Forscher, um das Jaulen der etwa 60 Hunde zu unterbinden, jedem einzelnen die Stimmbänder durchschnitten. Die Hunde versuchten natürlich immer noch zu bellen, erzählte mir mein Kollege, als ob er einen besonders lustigen Witz erzählen würde, sahen aber aus, als ob jemand einfach die Stummtaste gedrückt hätte. Die Wissenschaftler konnten nun in Ruhe und Frieden ihrer Arbeit nachgehen. Wie kann man über so etwas lachen?"[33]

Als Yogis kommen wir an einen Punkt in unserem Leben, an dem wir beginnen, uns die Frage zu stellen, ob das, was uns erzählt wurde, der Wahrheit entspricht, und ob alle Annahmen, die wir über uns selbst und die Welt um uns herum haben, wahr sind. Die Tatsache, dass du begonnen hast, Yoga zu üben, zeugt davon, dass du den Mut besitzt, dich auf eine tiefgehende Reise der Selbsterforschung einzulassen. Durch diese Selbstreflexion wirst du entdecken, wo du deine Kreativität und deinen Selbstausdruck blockierst. Vor allem während dieser entscheidenden Momente, in denen wir uns vollkommen auf die Asana- oder Meditationspraxis einlassen, ist es wichtig, keine negativen Gedanken zu hegen. Schieb nicht anderen die Schuld zu und fühl dich nicht selbst schuldig, unzulänglich oder überfordert. Erlaube stattdessen den karmischen Rückständen, aufzutauchen, und lasse sie mit jeder Ausatmung weiterziehen. Durch die ständige Praxis (*Abhyasa*) wirst du für dich selbst erfahren, was wahr ist, und all die Lügen, die dir erzählt wurden, selbst die, die du selbst erzählt hast, werden im Licht der größeren Wahrheit deines wahren Potenzials verblassen.

Wenn wir uns in Satya üben, wird unsere Sprache geklärt, und wir werden ohne Angst zu haben, sagen, was wir meinen, und meinen, was wir sagen. Andere werden aufhören, uns zu belügen und beginnen, uns als Menschen mit Integrität wahrzunehmen. Sie werden uns zuhören und unsere Worte ernst nehmen. Was wir sagen, wird sich bewahrheiten. Wie Mahatma Gandhi vorschlägt, werden wir „die Veränderung sein, die wir in der Welt sehen wollen."

---

33) Matthew Scully, Dominion: *The Power of Man, the Suffering of Animals, and the Call to Mercy* (New York: St. Martin's Press, 2002), S. 18.

Kapitel 4
aṣṭeyạ
Nicht-Stehlen

Yoga ist der Zustand, in dem es uns an nichts mehr fehlt.
Shri Brahmananda Sarasvati

Asteya bedeutet „nicht stehlen". Was passiert, wenn man Asteya ins Leben integriert?

asteya-pratishtayam sarva-ratna-upasthanam
PYS II.37
Wenn man aufhört, von anderen zu stehlen,
wird (materieller, geistiger und spiritueller) Wohlstand
entstehen.

asteya: Nicht-Stehlen
pratishthayam: verwurzelt sein in
oder etwas zur (zweiten) Natur werden lassen
sarva: alle
ratna: Juwelen, Geld, Reichtum, Wohlstand
upasthanam: erscheinen und herantreten

Fleisch-, Milch- und Modeindustrie basieren auf Diebstahl – sie stehlen Milch, die für das Neugeborene einer Mutter bestimmt ist, sie stehlen Wolle, die dazu dienen sollte, jemand anderen warm zu halten, sie stehlen Haut und Haare, die von dem getragen werden sollten, der darin geboren wurde. Ein Tier von Geburt an einzusperren stiehlt ihm sein Leben. Tiere zu töten und zu essen stiehlt ihnen ebenfalls ihr Leben. Die Fleisch- und Milchindustrie hat uns davon überzeugt, dass es nicht nötig ist, darüber nachzudenken, ob Tiere ein eigenes Recht auf Leben haben und nicht zu unserer Ausbeutung existieren.

Durch die Yogapraxis wird man selbstbewusst und entwickelt ein Gefühl von Ganzheit und Vollkommenheit. Man fühlt sich weniger benachteiligt und „wertlos". Menschen, die stehlen, tun das, weil sie sich benachteiligt fühlen. Sie versuchen, ihre eigenen Defizite zu vertuschen, indem sie andere benachteiligen. Unsere Kultur lehrt uns, dass wir alles haben können, wenn wir nur dafür bezahlen. Wir können Land besitzen oder Tiere, wenn wir dafür zahlen. Wir konnten früher sogar Menschen besitzen, wenn wir für sie bezahlt hatten – bis wir verstanden haben, dass Versklavung von Menschen falsch ist. Nun stehen wir kurz davor, zu verstehen, dass es genauso falsch ist, Tiere zu versklaven.

Unsere gegenwärtige Kultur begann vor etwa 10.000 Jahren in Sumer, einem Gebiet im heutigen Irak. Zu dieser Zeit begannen die Menschen die Tiere zu domestizieren. Hunde waren die ersten, die versklavt wurden, um bei der Jagd zu helfen. Domestizierung ist eine höfliche Art, Sklaverei zu umschreiben. Die ersten Tiere, die versklavt wurden und zur Nahrungsmittelgewinnung geschlachtet wurden, waren Schafe und Ziegen. Vor der Domestizierung, waren diese Tiere wild und lebten in Harmonie mit dem Rest der natürlichen Welt. Waren sie erst einmal versklavt, war der einzige Zweck, der ihnen von ihren Haltern, den Menschen, zugesprochen wurde, getötet zu werden.

Der Mensch hielt jeden Aspekt ihres Lebens unter Kontrolle – entschied darüber, wo sie lebten, mit wem sie zusammenlebten, was sie aßen und wann sie zu sterben hatten. Diese Menschen züchteten, molken, schoren und aßen die Tiere, betrachteten sie als ihr Eigentum. Der Wohlstand, die Macht und der Status eines Menschen wurden daran gemessen, wie viele Tiere er besaß und beherrschte.

Nach den Ziegen und Schafen waren die Rinder die nächsten wilden Tiere, die versklavt wurden. Seltsamerweise können sich die meisten von uns gar nicht mehr vorstellen, dass Rinder einmal wild lebende Tiere waren. Das zeigt, wie sich die Vorstellung eingeprägt hat, dass Tiere Besitztümer darstellen und zum Essen da sind. Es scheint normal zu sein, dass Tiere auf dem Bauernhof eingesperrt werden, so als ob es immer schon so gewesen wäre – als ob sie geboren wären, um als Sklaven auf dem Bauernhof zu leben. Es gibt immer mehr Menschen, die davon überzeugt sind, dass die voll automatisierte Massentierhaltung falsch ist, aber diese Menschen denken nicht das Gleiche, wenn es darum geht, Tiere zu essen, ihre Milch zu trinken oder sie allgemein auszubeuten. Sie würden am liebsten zum Ideal des bäuerlichen Familienbetriebs zurückkehren und verstehen nicht, dass der kleine Bauernhof im Grunde nichts anderes ist als ein voll industrialisierter Massenzuchtbetrieb im Kleinen: ein Ort, an dem Tiere gemästet werden, um dann im Schlachthof zu enden. Meinem Gefühl nach ist es an der Zeit, dass wir die kulturelle Grundannahme, dass wir Tiere als Sklaven ausbeuten können, infrage zu stellen. Wenn wir selbst an die Wurzel der heutigen Probleme gelangen wollen, müssen wir beginnen, das Konzept der „Farm" kritisch zu betrachten.

Normal wild

Unser Wort *Kapital* stammt vom lateinischen Wort *caput,* was „Kopf" bedeutet; das darauf zurückgehende italienische Wort *capitale* bezieht sich auf die Köpfe von Rindern, Schafen und Ziegen. Die ersten Kapitalisten führten Kriege um Land und Vieh. Wir führen diese Kämpfe fort.

In Will Tuttles Buch *The World Peace Diet* (Die Weltfrieden-Ernährung) heißt es: „Der Viehbestand in den alten Herdenkulturen bestimmte den Wert von Gold und Silber. Die Nutztiere waren die Basis von Wohlstand und Macht. Diese Tatsache macht verständlich, warum der politische Einfluss der Farmen und Milchindustrien bis zum heutigen Tage andauert."[34] Tatsächlich stammt unser moderner Begriff *stock market* (Börse/Aktienmarkt) vom früheren *trading livestock* (Tierhandel).

So wie ein Organismus auf seine Gene angewiesen ist, damit seine Eigenschaften erhalten bleiben und weitergetragen werden, beruht eine Kultur auf ihren Memen. Ein Mem ist eine Idee, ein Verhalten, ein Stil oder ein Trend, der innerhalb einer Kultur von Person zu Person weitergegeben wird. Wenn eine Idee oder eine Verhaltensweise im Geiste und im Habitus eines Volkes verankert ist, wird es als „normal" betrachtet. Die Ausbeutung der Tiere ist zu so einem Mem geworden. Wenn man das versteht, hat man den ersten Schritt dazu getan, sich selbst von der kulturellen Propaganda zu lösen. Die Yogapraxis unterstützt uns dabei, diese schon lang bestehenden Gewohnheiten infrage zu stellen.

Ein wichtiges Mem unserer gegenwärtigen Kultur ist: „Die Erde gehört uns." Das impliziert, dass der Mensch das Recht hat, die Erde und alle anderen Lebewesen auszubeuten. Yoga kann diese jetzige Kultur in ihre Bestandteile zerlegen und gibt uns Möglichkeiten zu lernen, wie man im Einklang mit der Natur leben kann. Das Wort *Ausbeutung* bedeutet, „mit jemand umgehen ohne Rücksicht

---

34) Will Tuttle, *The World Peace Diet* (New York: Lantern Books, 2005) S. 19.

auf dessen Wohlergehen, Vorteil oder Glück zu nehmen". Wir leben in einer Kultur, in der fast jeder damit übereinstimmt, dass es in Ordnung sei, Tiere zu versklaven, und dass es ebenfalls in Ordnung sei, sie zu essen. Tatsächlich wird es von uns sogar erwartet, dass wir sie essen, und jeder, der diese Prämisse infrage stellt, wird als seltsam erachtet.

Das erste Mal sind diese Meme in der sumerischen Mythologie erwähnt. Dort wird erzählt, dass die Mondgöttin Inanna, die Tochter der Sonne, die Meme von ihrem Vater gestohlen hatte und sie dazu benutzte, eine neue Zivilisation zu erschaffen. Die erste Stadt, die sie erbaute, trug den Namen Uruk, sie liegt ungefähr 150 Meilen entfernt von der heutigen Stadt Bagdad. Archäologen haben Keilschrifttafeln und zylindrische Steinsiegel in diesem Gebiet entdeckt. In diesen Siegeln sind Bilder eingraviert, von denen einige Krieger im Kampf, Hirten und Rinder darstellen. Sumer war das „Land von Milch und Honig", eine alte Fleisch essende und Milch trinkende Zivilisation, die auf der Versklavung der Tiere basierte.

Unsere modernen Städte sind an diese sumerischen Meme angelehnt, eine Lebensart, die dem Menschen die größte Wichtigkeit einräumt. Allen anderen Lebewesen wird Existenzberechtigung nur zugesprochen, wenn sie dem Menschen von Nutzen sind. Yoga hat sich immer schon jenseits der Regeln, Gesetze und der kulturellen Normen der jeweiligen Zeit, zu der er praktiziert wurde, bewegt. Die natürlichen Gesetze der Schönheit und Harmonie sind der Leitfaden des Yogis. Yogis haben von jeher die Vorgehensweisen der Zivilisation mit ihrem erniedrigenden Moralkodex abgelehnt, die der Natur keinen Respekt zollen, sondern sie zu zähmen und zu manipulieren versuchen. Yoga basiert auf der Liebe zur Natur und auf dem Streben nach Glückseligkeit. Der Yogi versteht, dass es innerhalb des Wilden eine innewohnende Ordnung gibt und dass Freiheit durch den Segen der

Göttlichen Mutter, Mutter Natur, entsteht. Shiva, von dem gesagt wird, er sei der erste Lehrer des Yoga gewesen, lebte als wilder Mann an der Seite der Tiere im Walde. Er wurde *Pashupati* genannt, das bedeutet „Beschützer der Tiere". Man könnte sagen, dass Shiva der erste Natur- und Tierrechtsaktivist war.

Der Moralkodex der urbanen Gesellschaft fürchtet die Wildheit und macht uns glauben, sie sei chaotisch. In Wahrheit ist die Natur alles andere als chaotisch – sie operiert auf sehr ausgereifte Art und Weise.

Rituelle Tieropfer sind ein Produkt einer Kultur, die Tiere als Sklaven domestiziert hat, um sie auszubeuten. In Indien suchten die Yogis Zuflucht in den Wäldern, wo sie nahe der Natur leben und Distanz zu diesen grausamen Riten wahren konnten. Sie bevorzugten es, direkt mit dem Göttlichen in Kontakt zu treten. Yogis wurden als Ketzer betrachtet, da sie die Idee eines bezahlten Vermittlers ablehnten, der über den brennenden Körpern von geschlachteten Tieropfern Zaubersprüche aufsagte, um mit dem Göttlichen in Kontakt zu kommen. Im Buch *Gods of Love and Ecstasy: The Traditions of Shiva and Dionysus* bemerkt der Autor Alain Danielou: „Im Lauf der Geschichte stellten sich die urbanen und industriellen Gesellschaften – diese Ausbeuter und Zerstörer der natürlichen Welt – jedem ökologischen und mystischen Ansatz zur Freiheit des Menschen und dessen Glück entgegen."[35]

Yoga ist eine tantrische Praxis – eine Verehrung Gottes in Form der Natur. Die yogischen Praktiken bringen uns wieder in Einklang mit den Naturgewalten, anstatt uns ihnen zu entfremden. Dem kulturellen Druck entgegengesetzt, der uns vorgibt, den Körper zu verachten und ihn als animalisch zu betrachten, ihn kleiden und zähmen zu

---

35) Alain Danielou, *Gods of Love and Ecstasy: The Traditions of Shiva and Dionysus* (Rochester: Inner Traditions, 1992) S. 16.

müssen, ehrt der Yogi den physischen Körper als ein potenzielles Mittel, um direkt in die ekstatische, transzendentale Verbindung mit dem Göttlichen zu treten.

Heutzutage mögen wir denken, dass es kein Diebstahl sei, wenn wir Fleisch essen und Milch trinken, weil uns vorgemacht wird, dass Tiere wie Sklaven nur zu unserem Nutzen existieren und wir, sobald wir im Supermarkt oder Restaurant Geld dafür zahlen, ein Anrecht auf sie haben. In Wahrheit ist es so, dass die Tiere niemals eingewilligt haben, gekauft und verkauft zu werden. Aus selbstsüchtigen Gründen berauben wir sie ihres Lebens. Laut Patañjali ist dies alles andere als zuträglich für unser materielles, geistiges und spirituelles Wohlergehen. Genauso funktioniert Karma. Wenn wir stehlen, setzen wir das karmische Rad in einer Weise in Bewegung, die schreckliche Konsequenzen haben und unser zukünftiges Wohlbefinden beeinflusst wird.

Wenn jemand zu mir sagt: „Wenn Menschen sich entschließen, Fleisch zu essen, ist das doch ihre Sache. Wir sollten uns nicht einmischen, sondern tolerant sein und die jeweiligen Ernährungsvorlieben unterstützen", muss ich darauf antworten, dass alles, was jeder Einzelne von uns tut, einen Einfluss auf die Gesamtheit hat. Wenn jemand Fleisch isst, hat das Auswirkungen auf alle, weil die Fleisch- und Milchindustrie schreckliche Spuren in der Umwelt hinterlässt. Durch den Verzehr von Fleisch stehlen wir zukünftigen Generationen, die in diese Welt hineingeboren werden, frisches Wasser und saubere Luft.

Auf einer Yogakonferenz aß ich einmal mit ein paar Kollegen zu Abend, als mir ein bestimmtes Essen gereicht wurde. Gerade als ich mit meinen Löffel eine Portion vom Teller genommen hatte, sagte jemand zu mir: „Oh, du wirst das wahrscheinlich nicht essen wollen. Es wurde mit Butter und Käse zubereitet." Eine Yogalehrerin, die neben mir saß, fragte: „Was? Du isst keine Milchprodukte? Das ist aber nicht sehr yogisch, oder? Was ist denn falsch an Milch? Man kann doch immer noch Vegetarier sein und Milch trinken, oder? Ist es nicht grausam, die Kühe nicht zu melken?"

Ich antwortete: „Milch ist eine Flüssigkeit, die aus den Eutern von weiblichen Kühen stammt, wenn sie schwanger sind oder gerade geboren haben. Die Milch, die der Körper produziert, ist für das Baby gedacht. Ich denke, es entspricht dem yogischen Prinzip der Güte *(Ahimsa)* und des Nicht-Stehlens *(Asteya),* nicht von anderen zu nehmen, was nicht für dich bestimmt ist."

„Aber", fuhr meine Freundin fort, „Milch zu trinken ist doch besser, als Fleisch zu essen. Zumindest werden dafür keine Tiere getötet."

„Wenn ihre Milchproduktion nachlässt", antwortete ich, „endet jede Milchkuh im Schlachthaus."

„Das ist nicht wahr!", entgegnete meine Freundin nachdrücklich.

„Was denkst du, passiert mit einer Kuh, die keine Milch mehr geben kann?", fragte ich.

„Ich bin sicher, dass die Kuh irgendwann stirbt und dann wahrscheinlich begraben wird", antwortete sie.

Es wäre schön, wenn man glauben könnte, dass eine Milchkuh bis ins hohe Alter leben dürfe, um friedlich zu sterben und von ihren Pflegern begraben zu werden. Die Wirklichkeit sieht leider anders aus. Die meisten Milchkühe landen letztendlich im Schlachthaus.

Bevor man etwas isst, empfiehlt es sich also, den von Ingrid Newkirk entworfenen Test zu machen. Stelle dir hierzu folgende Fragen: „Wurde irgendjemand bestohlen oder geschlachtet, damit ich dieses Essen auf dem Teller haben kann?" Wenn die Antwort „ja" lautet, verzichte auf dieses Gericht.

Können wir es uns leisten, uns um das Leiden der Tiere zu kümmern, wenn es doch so viele Menschen gibt, die an Hunger sterben? Ja, und zwar nicht nur, weil unsere

Sorge um die Tiere der Sorge um den Menschen nicht entgegenwirkt, sondern weil eine vegetarische Ernährung eine direkte und positive Auswirkung auf den Planeten hat und den weltweiten Hunger vermindern hilft. Auf unserer Erde stirbt jede zweite Sekunde ein Kind an Unterernährung. Dennoch werden fünfzehn bis zwanzig Pfund Weizen benötigt, um ein Pfund Fleisch zu produzieren. Wenn sich nur 10 Prozent der amerikanischen Fleischesser vegetarisch ernährten, gäbe es 12 Millionen Tonnen mehr Weizen, um Menschen zu ernähren – genug um 60 Millionen Menschen jedes Jahr vor dem Tode zu retten.[36] Wenn wir den wahren Nutzen der Praxis von Asteya – des Nicht-Stehlens – zu verstehen beginnen, haben wir ein Mittel, mit dem wir den Hunger in der Welt beseitigen können.

---

36) Rebecca Saltzberg, *The Steps to End World Hunger,* Down to Earth, 12. März 2009 (www.downtoearth.org).

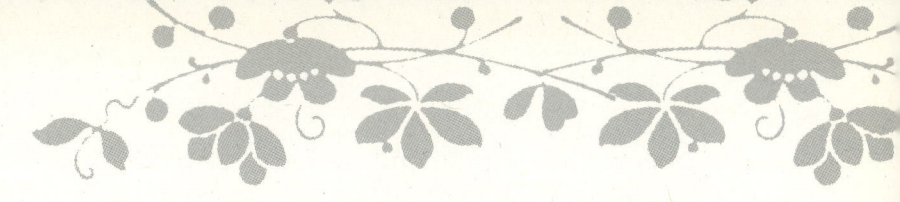

Kapitel 5
bráhmácháryá
Guter Sex

*Am Institut für Tierforschung versuchen wir Tiere
ohne Beine und Hühner ohne Federn zu züchten.*
R.S. Gowe, Leiter des Instituts für Tierforschung
(Animal Research Institute), auf einer Landwirtschafts-
konferenz in Ottawa, Kanada[37]

Bramacharya bedeutet, „das kreative Potenzial von Sex
zu respektieren und es nicht zu missbrauchen, indem man
andere sexuell manipuliert". Was geschieht, wenn man
Brahmacharya ausübt?

---

37) Jim Mason und Peter Singer, *Animal Factories* (New York: Harmony
Books, 1990), S. 35.

Brahmacharya-pratishthayam virya-labhah
PYS II.38

Wenn man die sexuelle Energie nicht missbraucht, erhält man anhaltende Vitalität, die sich in guter Gesundheit spiegelt.

brahmacharya: Sex nicht missbrauchen
(brahma: das kreative Prinzip, Gott als Schöpfer
+ *charya:* Werkzeug oder Mittel, um zu)
pratishthayam: in etwas verwurzelt sein
oder etwas zur (zweiten) Natur werden lassen
virya: Kraft, Vitalität
labhah: gewonnen

Brahmacharya ist ein Weg, um zu Gott zu gelangen – ein Weg, um die kreative Essenz des Universums zu begreifen. Manchmal wird es mit „Zurückhaltung" oder „Enthaltsamkeit" übersetzt, was zu vielen Fehlinterpretationen in Bezug auf die Ausübung dieses Yamas geführt hat. Die Praxis von Brahmacharya dient dazu, das Potenzial der sexuellen Energie, die die Essenz aller physischen und psychischen Kräfte ist, verstehen zu lernen. Sex ist die Kraft, die Leben erschafft. Wenn sexuelle Energie bewusst eingesetzt wird, kann sie ein Mittel sein, um Trennung bzw. Andersartigkeit zu überwinden. Wenn sexuelle Energie jedoch gebraucht wird, um andere zu missbrauchen, zu manipulieren oder zu erniedrigen, erzeugt sie noch stärkere Trennung und Unwissenheit *(Avidya).* Menschen tun dies tagtäglich in den Zuchtstationen für Mastbetriebe. Der sexuelle Missbrauch von Tieren ist tief in unserer Kultur verankert und findet seinen Ausdruck in Aufzucht, genetischer Manipulation, Kastration, künstlicher Befruchtung, erzwungener Schwangerschaft, routinemäßiger Vergewaltigung und Missbrauch, die alle unter die Kategorie „Viehzucht" fallen. Tieren in industriellen Betrieben wird nicht erlaubt, eine normale sexuelle Bindung zu ihresgleichen zu entwickeln. Die meisten eingepferchten Tiere sehen zeitlebens noch nicht einmal ein Exemplar ihrer Art des anderen Geschlechts. All diese Tiere werden von Müttern geboren, die künstlich befruchtet wurden. Diese Tiermütter werden immer und immer wieder von Menschenhand künstlich befruchtet und müssen Junge austragen, bis ihre Fruchtbarkeit nachlässt. Das ist der Zeitpunkt, an dem sie geschlachtet und gegessen werden. Auch männliche Tiere, deren Sperma zur Besamung benutzt wird, werden gebraucht und missbraucht. Sie leben in fortwährender Frustration und enden ebenfalls im Schlachthaus. Beispielsweise wird ein männliches Schwein, das als Samenspender dient, angekettet und von den Farmarbeitern erregt, indem sie ihm Hoden, Penis und Vorhaut reiben und bis zur Ejakulation massieren. Der Farmarbeiter muss dann den Penis greifen und in einen Plastiksammelschlauch zielen.

Solche Praktiken sind grausam, krass und erniedrigend für die Tiere und entwürdigend für die Menschen, die für diese Arbeit bezahlt werden. Die Routine, mit der diese Tiere sexuell missbraucht werden, enthüllt, wie sehr wir uns von der natürlichen Welt und der Schönheit und dem Wunder des Lebens entfremdet haben.

Die Rechte der Frauen

Der Verzehr von Fleisch könnte auch als feministisches Thema betrachtet werden. Wenn wir an die Rechte der Frauen glauben, können wir nicht die Art und Weise ignorieren, in der die weiblichen Tiere für ihre Milch, ihre Eier und ihre Kinder ausgebeutet werden. Die meisten Tiere in den Mastbetrieben sind weiblich, weil sie am meisten ausgeschlachtet werden können, denn sie sind diejenigen, die Milch geben und Junge gebären. Historisch gesehen war das schon immer so. Unsere Kultur basiert auf der Ausbeutung des Weiblichen (Mutter Natur), und der Verzehr von Fleisch, Eiern und Milchprodukten ist ein wichtiger Bestandteil dieser Praktik. Wenn wir das Gefühl haben, dass Frauen fair behandelt werden sollten, müssen wir auch Freiheit für die Frauen aller Rassen, Religionen und sogar Arten wünschen. Yoga lehrt uns, dass das, was wir anderen antun, letztendlich auf uns selbst zurückfällt. Wenn wir die Rechte der weiblichen Wesen anderer Arten nicht respektieren, wie können wir dann erwarten, dass die Frauen jemals erfolgreich befreit werden können?

Keine glückliche Kuh – eine Alltagsgeschichte

Wir werfen nun einen Blick auf den Alltag einer ganz normalen modernen Milchkuh: Sie lebt in einer winzigen Box mit Zementboden, eingesperrt in einer der Milchproduktionsstätten, und hat niemals zuvor Tageslicht gesehen oder Erd- oder Grasboden betreten. Sie ist noch nicht einmal ein Jahr alt und hat dennoch vor ein paar Stunden schon ihr erstes Kalb geboren, was gar nicht so einfach war, denn sie wurde am Hals festgebunden. Sie hat versucht, sich hinzulegen, aber das war hart, und aufzustehen war noch schwerer. Jetzt erschwert ihr die Kette, an der sie festgemacht ist, zu ihrem Kalb zu gelangen, aber sie weiß, dass es irgendwo da sein muss. Das Kalb trinkt, aber nicht lange. Schon nach wenigen Stunden kommen Männer und nehmen ihr das Kälbchen weg. Sie schreien sie an, gebrauchen harte Worte. Sie versucht ihren Kopf zu bewegen, um zu sehen, was passiert, aber die Kette lässt das nicht zu. Sie schreit nach ihrem Kälbchen, das zurückschreit. Schon bald kann sie die Schreie ihres Neugeborenen nicht mehr hören. Er wird auf einem Laster zu einer Produktionsstätte für Kalbfleisch geschafft, und seine Schreie sind bereits außerhalb ihrer Hörweite. Sie wurde allein in ihrer Box zurückgelassen. Aus ihren Eutern tropft noch Milch.

Automatisch bewegt sich die Melkmaschine heran, klemmt sich an ihren Eutern fest, saugt sie aus und entnimmt ihr die Lebenskraft, die für das Kälbchen gedacht war. Die Maschine wird heute noch zweimal kommen, und so geht das dann jeden Tag weiter. Sie schreit und will verzweifelt wissen, was mit ihrem Kalb geschehen ist. Über Wochen hinweg ist sie traurig und depressiv.

Kurz darauf kommt wieder einer der Farmarbeiter zu ihrer Box. Sie ist angekettet, unfähig sich umzudrehen, vollkommen wehrlos, während sie künstlich befruchtet wird. Sie hat vor Kurzem ein Kalb geboren, das ihr bereits weggenommen wurde, sie wurde von einer Maschine übermäßig gemolken, und nun wird ihr von Neuem Gewalt angetan. Der Arbeiter führt zuerst seine Hand ein, dann zwängt er seinen Arm bis zum Ellbogen in ihre Vagina, um sie zu öffnen und ihre Gebärmutter zu lokalisieren. Er führt den Befruchter, eine lange Spritze aus rostfreiem Stahl, in ihre Vagina und spritzt Sperma in sie hinein, um sie zu befruchten. Sie gibt nun Milch und ist schwanger. Sie muss schwanger sein oder säugen, um Milch zu produzieren, denn in unserer Kultur ist die Milchproduktion der Grund ihrer Existenz. Sie wird als Milchmaschine angesehen, eine Sklavin, eine von Millionen Kühen in den industriellen Großmilchbetrieben.

Im Jahre 1940 produzierte eine normale Milchkuh in den Vereinigten Staaten etwa 2000 Liter Milch pro Jahr. Heute produzierte eine Milchkuh dank künstlicher Befruchtung, genetischer Manipulation, Medikamenten, Wachstumshormonen und billigem „angereicherem" Futter bis zu 10.000 Liter im Jahr. Eine Kuh zu einer solchen Produktivität zu bringen, ist unnatürlich und erfordert drastische Maßnahmen. Eine Kuh lebt von Natur aus vegan, ernährt sich nur von pflanzlichem Futter, aber um eine so große Menge Milch zu produzieren, wird sie gezwungen, das Fleisch anderer Tiere zu fressen. Es ist eine gängige Praxis in den

heutigen landwirtschaftlichen Betrieben, Hühnern, Trut-
hähnen, Kühen, Schweinen, Schafen und Ziegen „ange-
reichteres" Futter zu verabreichen. Dieses angereicherte
Futter wird aus gentechnisch verändertem Mais, Soja oder
Weizen hergestellt und mit den Überresten geschlachteter
Tiere vermengt. Diese zugemischten Fleischabfallprodukte
bestehen nicht nur aus Körperteilen der Tiere (Hühner,
Truthähne, Schweine, Schafe, Ziegen und Kühe), die auf
diesen Betrieben gezüchtet wurden, sondern auch aus
toten Tieren, die aus Laboren, Zoos, Schulen, städtischen
Sammelstellen, Zirkussen und Hund- und Katzenmassen-
zuchtbetrieben stammen, aus überfahrenen Tieren und
auch aus Fisch. Der meiste Fisch aus kommerziellem Fang
ist nicht für den Menschen gedacht, sondern wird an Tiere
weiterverfüttert. Die amerikanische Nahrungs- und Arznei-
mittelbehörde versichert, dass diese „angereicherten"
Futtermittel, die an Kühe verfüttert werden, seit dem
Ausbruch der Bovinen spongiformen Enzephalopathie
(BSE oder Rinderwahn) keine anderen Kühe in ihrer
Rezeptur enthalten. Dennoch werden immer noch deren
Gehirn und Rückenmark verarbeitet.[38]

Sobald unsere Milchkuh dann wieder schwanger ist,
bleibt sie am Hals angekettet in ihrer Box Tag ein Tag aus
ohne andere Beschäftigung stehen. Sie muss mehrmals am
Tag das Melken der Melkmaschine über sich ergehen lassen, bis auf die letzten beiden Monate der Schwangerschaft, in denen sie nicht mehr gemolken wird. Obwohl sie
einfach nur da steht, leistet ihr Körper Schwerstarbeit,
denn er produziert all diese Milch und trägt ein Kälbchen
aus. Es kostet sie so viel Kraft wie ein Mensch, der täglich

---

38) Dave Syerson, *Questions and Answers Concerning Pet Food Regula-
tions,* Association of American Feed Control Officials, Inc. 18. Aug. 2008
(www.aafco.org).

sechs Stunden joggen geht, verbraucht.[39] Aber die Kuh kann sich nicht bewegen, und ihre Euter sind so prall gefüllt, dass sie schwer, geschwollen und schmerzhaft am Boden schleifen. Die Milchmaschine verletzt ihre Haut manchmal und verursacht Entzündungen. Manchmal bekommt sie einen elektrischen Schlag, und das versetzt sie ständig in Angst und Schrecken.

Jedes Jahr wird sie wieder künstlich befruchtet, bis sie vier Jahre alt ist. Zu diesem Zeitpunkt ist sie physisch und emotional erschöpft. Ihre Milchproduktion lässt nach, deshalb wird sie von der Milchmaschine entfernt.

Dann kommen Farmarbeiter, und das erste Mal in ihrem Leben wird sie von der Kette, die sie an ihre Box gefesselt hat, befreit. Unfreundlich wird sie angeschoben, um sie aus ihrem Stall hinauszubewegen. Sie hat Angst, ist verwirrt, und ihre Beine tun weh. Die Männer zwingen sie zum Weitergehen. Nie zuvor in ihrem Leben ist sie gegangen, und sie weiß nicht, was sie erwartet. Die Arbeiter schieben und schubsen sie und geben ihr mit einem Gerät elektrische Schläge, um sie anzutreiben. Irgendwie schafft sie es, aus dem Gebäude herauszukommen. Das Gleiche geschieht mit vielen anderen Kühen, die das Gebäude mit ihr die letzen vier Jahre geteilt haben. Sie werden gemeinsam auf einen großen Laster geladen. Dieser Lastwagen ist überfüllt, und alle Tiere haben Angst. Sie schauen durch die Schlitze in den Seiten des Lastwagens. Sie haben noch nie zuvor Tageslicht gesehen; sie haben noch nie etwas anderes als das Innere ihres Stalles in der Milchfabrik gesehen. Es ist kalt, ihre Euter sind gefüllt mit Milch und schmerzen sehr. Sie reisen lange Zeit, es wird dunkel und auch wieder hell. Der Lastwagen hält an, und als sich die Tür öffnet,

---

39) David C. Coats, *Old MacDonald´s Factory Farm* (New York: Continuum, 1989) S. 55.

ziehen und schubsen die Männer sie aus dem Wagen. Die Kühe hören Schreie und riechen Blut; nun sind sie vollkommen verängstigt. Je mehr Angst sie bekommen, desto grober und ungeduldiger werden die Männer, die sie zerren und schlagen, um sie schneller vorwärts zu treiben. Manche Kühe brechen zusammen, weil ihre Beine einfach nachgeben. Die Männer schlagen sie und benutzen Elektroschocks, um die gefallenen Kühe zum Aufstehen und Weiterlaufen zu bewegen. Wenn das nicht funktioniert, spritzen sie mit einem Schlauch Wasser in ihre Nasen, um sie zum Aufstehen und Weitergehen in das Schlachthaus zu bewegen.

Irgendwie schafft die Kuh es in das neue Gebäude hinein, aber sie kann spüren, dass es ein Ort des Todes ist. Es gibt kein Entkommen, und wie zuvor kann sie sich nicht umdrehen. Als einer der Arbeiter versucht, ihr einen Bolzen in den Kopf zu schießen, bewegt sie sich, so dass er ihr linkes Auge trifft. Sie wird gefesselt und in die Luft gehoben, ihr ganzes Körpergewicht hängt an einem Bein. Sie sieht nur Leiden und Tod. Sie schreit, aber niemand scheint sie zu hören. Ein Mann mit einem langen, scharfen – oder noch schlimmer, einem stumpfen – Messer schlitzt ihr die Kehle auf, schiebt seine Hand in die schreckliche Wunde hinein und reißt ihr die Luftröhre heraus. Sie kämpft noch darum, sich zu befreien. Sie ist wach und kriegt noch alles mit, aber es gibt niemanden, der ihr helfen würde. Sie hängt mit dem Kopf nach unten und verblutet. Dann beginnen andere Männer ihren Körper in Stücke zu schneiden und sie zu zerlegen. Als sie in ihren Bauch schneiden, fällt das Kälbchen, das sie noch in sich getragen hat, auf den kalten Schlachthofboden.

Ihr Körper, der zuvor als Milchmaschine gesehen wurde, ist nun nichts weiter als viel Fleisch und wird mit größter Wahrscheinlichkeit als billiger Hamburger in einem Fast-Food-Restaurant enden. Und das Kälbchen, das sie in sich getragen hat? Sein Körper wird gehäutet, und das weiche Leder als teures Kalbsleder verkauft.

Sexuelle Revolution

Wie viele ehemalige Farmarbeiter bestätigt haben, ist Missbrauch in den industriellen Großzuchtbetrieben und Schlachthäusern der Nutzviehindustrie an der Tagesordnung. Es gibt viele auf Videos aufgezeichnete Vorfälle, bei denen man die Arbeiter, die die Tiere töten und zerlegen, dabei beobachten kann, wie sie die Tiere sexuell missbrauchen. Es gibt auch Fälle, in denen Farmarbeiter eingesperrte und angekettete Tiere in den Betrieben sexuell missbrauchen. Da die meisten dieser Tiere angekettet sind (sie werden von Stricken, Ketten oder Riemen an Ort und Stelle gehalten), sind sie damit auch gefährdet, missbraucht zu werden. Viele weibliche Schweine werden auch direkt am Zementboden festgebunden und können sich gar nicht mehr bewegen. Kälbchen, die zur Kalbsfleischproduktion vorgesehen sind, werden ihren Mütter schon bei der Geburt weggenommen und in winzige Zwinger gesperrt, sie versuchen verzweifelt zu saugen und würden an allem saugen. Manche der Arbeiter nutzen die missliche Lage dieser jungen Tiere. Leider handelt es sich nicht nur um vereinzelte Fälle – sondern um eine gängige Praxis.[40] Der einzige Unterschied, den es zwischen dem sexuellen Missbrauch der Tieren im Schlachthaus und den in den Zuchtbetrieben eingesperrten Tieren gibt, ist, dass das, was den Tieren in der Aufzucht passiert, als normal und als notwendiges Übel dieses Ablaufes angesehen wird, und was in den Schlachthäusern passiert, nicht als „notwendig" erachtet wird. In beiden Fällen passiert das Gleiche – ein Tier wird ohne dessen Einwilligung brutal behandelt und verletzt.

---

40) Auf *www.peta.org* oder *www.hsus.org* gibt es Filmaufnahmen dazu.

Gibt es noch einen Grund, anzuzweifeln, dass es eine Verbindung zwischen der weit verbreiteten Pornographie und dieser Art des unaussprechlichen Missbrauchs der Tiere gibt? Beides hat seine Wurzeln im blinden Herrschaftsanspruch – das absolute Gegenteil des Instinkts und Bestrebens eines Yogis. Beides wird akzeptiert, toleriert und möglicherweise sogar als „normal" betrachtet in unserer Kultur, die auf der Unterwerfung des Weiblichen und der Abtrennung von der Heiligkeit des Lebens basiert.

Man betrachte nur den Snuff-Film – den Inbegriff der perversen Pornographie. Der Höhepunkt ist der Mord an einer Frau, vorzugsweise schwanger, deren Bauch aufgeschlitzt und deren Gebärmutter herausgeschnitten wird. Pornographie ist das Symptom einer Kultur, in der jeden Tag Unterwerfung, Vergewaltigung und Zerstückelung von Tieren auf der Tagesordnung stehen. Wenn man sich verdeckte Aufnahmen von Arbeitern in Zuchtbetrieben und Schlachthäusern ansieht, hört man wieder und wieder, wie die Arbeiter die verängstigten Tiere wütend anbrüllen und sie mit sexuell herabwürdigenden Begriffen wie „Hure," „Fotze," „Nutte" und Ähnlichem beschimpfen.

Es lassen sich zweifellos Parallelen zur Geschlechterbeziehung erkennen. Einige Männer betiteln Frauen häufig als „Mieze", „Hase", „Kuh" oder „Sau" und geben weiblichen Körperteilen Bezeichnungen für Frischfleisch: „riesige Wurststampfer" und „ein ordentliches Stück Arsch". Um Vorliebe für bestimmte weibliche Merkmale auszudrücken, werden Ausdrücke wie „Ich steh auf Brüste" oder „Mir sind Oberschenkel lieber" verwendet. Selbstverständlich besitzt das Stereotyp des Sexsymbols, genau wie domestizierte Kühe, Puten oder Hühner, übermäßig große Brüste.

Der Konsum von Fleisch- und Milchprodukten, genau wie Pornographie, die die Frau degradiert, ist ein Symptom des Krankens an schlechtem Selbstwertgefühl. Beides rührt von der fehlgeleiteten Idee her, dass man die

Geschenke der Natur auf jede dem Menschen erdenkliche Art und Weise ausbeuten und konsumieren muss, um sich attraktiver, jünger, gesünder und stärker zu fühlen. Faktisch ist das Gegenteil der Fall. Langfristiger Konsum von Fleisch- und Milchprodukten kann viele gesundheitliche Probleme, wie Herzerkrankungen, Impotenz, Schlaganfälle und Krebs hervorrufen.

Impotenz kommt häufiger unter Fleischessern vor als unter Vegetariern. Eine Ernährung mit erhöhter Cholesterinzufuhr wird mit sexuellen Störungen in Verbindung gebracht.[41] Der extreme Anstieg im Verkauf von Arzneimitteln, die die Potenz stärken sollen, ist ein Beweis dafür, dass unsere Fleisch essende Kultur Angst hat, ihre Potenz zu verlieren. In Indien wurde und wird das Trinken von Milch immer noch mit Manneskraft und einer großen Menge an gesundem Sperma gleichgesetzt. Untersuchungen haben jedoch ergeben, dass das Trinken von Milch Arterien verstopfen kann und es deshalb auch die Chancen erhöht, dass ein Mann Erektionsstörungen entwickelt.[42]

Neuerdings wird Fleisch- und Milchgenuss eher mit Krankheit und nicht mit Gesundheit in Zusammenhang gebracht. Viele Krankheiten, von denen die Menschen seit Jahrhunderten geplagt werden, sind durch unsere Misshandlung der Tiere entstanden. Die Qualen des Eingesperrtseins, denen Nutztiere ausgesetzt sind, bringen bestimmte Krankheitsbilder mit sich. Über die Zeit hat Mutation es diesen Krankheiten erlaubt, sich auch auf andere Arten auszuweiten: Trichinose und Tuberkulose waren ursprünglich Krankheiten, die in domestizierten Schweinen gefunden wurden; die menschliche Grippe stammt von der Vogelgrippe; die Pferdepocken mutierten

---

41) Maria Esposito, *Is Cholesterol Harming Your Sex Life*, Fox News 13. August 2008 (www.foxnews.com).
42) *Impotence*, Go Veg (www.goveg.com).

zu Pocken; die Creuzfeldt-Jakob-Krankheit ist eine Abwandlung des Rinderwahns; und BSE wurde zu Masern.[43]

In seinem Buch *Die Welt ohne uns* stellt Alan Weisman die Frage, „Könnte AIDS die letzte Rache der Tiere sein? Das Humane Immundefizienz-Virus infizierte Menschen, die in engem Kontakt mit Schimpansen standen, die einen Virus in sich trugen, ohne jemals daran zu erkranken. Die Infektion übertrug sich wahrscheinlich durch Wildfleisch auf den Menschen. Als der Virus die vier Prozent unserer Gene traf, die sich von den Genen unserer nächsten Primatenverwandten unterscheiden, mutierte er zu einer tödlichen Form."[44]

Patañjali sagt uns, dass Gesundheit und Vitalität zu dem kommen werden, der Brahmacharya zur (zweiten) Natur hat werden lassen; zu jemandem, der ehrfürchtig mit Sexualität umgeht. Wenn wir also gesund sein wollen, müssen wir in Betracht ziehen, wie viel Leid, Krankheit und schlechte Gesundheit wir für die Tiere, die wir essen, verursachen. Können wir wirklich erwarten, gesund zu sein, wenn wir im Leben anderer so viel Krankheit verursachen?

Um die Praxis von Brahmacharya zu erfassen, ist es erforderlich, unsere kulturellen Prämissen infrage zu stellen, die auf der Domestizierung der Tiere beruhen. Wenn wir über Veganismus und die Praxis von Brahmacharya sprechen, handelt es sich um eine radikale sexuelle Revolution.

---

43) Charles C. Mann, *1491: New Revelations of the Americas Before Columbus* (New York: Alfred A. Knopf, 2006), S. 98–99.
44) Alan Weisman, *The World Without Us* (New York: Thomas Dunne Books, 2007), S. 86.

Kapitel 6
aparigraha
Gier, Übermaß und Armut

*Alle Freude dieser Welt entsteht aus dem Wunsch,
dass andere glücklich sind, und alles Leid dieser Welt
entsteht, wenn man nur selbst glücklich sein will.*
Shantideva, Anleitung zum Leben als Bodhisattva

Aparigraha bedeutet „Freisein von Habsucht". Was passiert, wenn man sich von Gier und Habsucht befreit?

**Aparigraha-sthairye janma-kathamta-sambodhah
PYS II.39**
Wenn man selbstlos wird und aufhört,
mehr zu nehmen, als man braucht, erhält man
das Wissen, warum man geboren wurde.

aprigraha: Freisein von Habsucht
(*a:* nicht + *pari:* in Richtung + *graha:* greifen)
sthairye: sich in einem Zustand zuhause fühlen
janma: Geburt
kathamta: Prozess des Warum und Wie
sambodhah: jemand, der Wissen besitzt

Wenn wir Glück für uns selbst auf Kosten anderer erreichen wollen, nennen wir das „Gier". Hierzu rät Patañjali Yogis, die nach Erleuchtung streben, lieber ein gemäßigtes, einfaches Leben zu führen, als sich übermäßigem Konsum hinzugeben. Mit anderen Worten: „Lebe einfach, so dass auch andere einfach leben können." Ein radikales Konzept gerade in unserer Zeit, aber Yogis waren von jeher radikal.

Patañjali sagt, dass die, die die Praxis von Aparigraha meistern, ihre Zukunft sehen können. Dies sei durch Einblick in die Vorgänge möglich, die ihre Geburt hervorgerufen hätten. Durch die Übung erlange man ein tieferes Verständnis dafür, dass die Umstände der eigenen Geburt, des eigenen Lebens, des bevorstehenden physischen Tod und all der Erfahrungen in dieser Welt durch die eigenen Taten hervorgerufen würden. Der Yogi beginnt Leere *(Shunyata)* zu verstehen – wie Handlungen aus der eigenen Sicht der Dinge heraus entstehen und wie sich die Realität niemals von der eigenen Perspektive trennen lässt. Er erweitert seine Wahrnehmung der Realität über die Begrenzungen der linearen Zeit hinaus und tritt in ein höheres Bewusstsein ein, die Ewigkeit des gegenwärtigen Moments. Dieser erweiterte Bewusstseinszustand erlaubt es, ein erfüllteres und sensibleres Leben zu führen. Wenn die Sinne sich entfalten, wächst auch das Mitgefühl, und das Zentrum des Erlebens wechselt vom Ego zu den anderen.

Übt er sich darin, ohne Gier durchs Leben zu gehen, überschreitet der Yogi die Grenzen der linearen Zeit und befreit sich von seinen Begierden. Wenn wir beginnen, die unendlichen möglichen Ergebnisse unserer Handlungen zu erwägen, fangen wir an, nachzudenken, ob wir uns aus karmischer Sicht gewisse Handlungen überhaupt erlauben wollen. Wahre Bedürfnisse sind keineswegs falsch. Scheinbare Bedürfnisse und Wünsche können jedoch zu Problemen führen. Wir befinden uns inmitten einer globalen

Krise, die durch die unstillbare Gier der Menschen entstanden ist. Je mehr wir haben, desto mehr wollen wir anhäufen. Beeinflusst durch die Medien und die Werbung, werden wir darauf getrimmt, immer außerhalb von uns selbst nach Freude und Glück zu suchen. Dadurch entstehen starke Abhängigkeiten, die unsere Entscheidungen beeinflussen. Jedes Mal, wenn wir zulassen, dass ein äußerer Reiz unsere Handlung steuert, erlauben wir, dass unsere eigene Urteilskraft darunter leidet, was wiederum zu weiteren Abhängigkeiten führt. Viele von uns haben völlig den Bezug zu sich selbst verloren, so dass sie gar nicht mehr wissen, wo ihre Bedürfnisse anfangen und aufhören. Wir hören ständig verwirrende Aussagen wie „Ich muss ein neues Auto kaufen", „Die Kinder brauchen neue Schulkleidung", „Es ist wirklich wichtig, dass du das für mich tust", „Ich brauche etwas zu trinken" – so als ob wir sterben würden, wenn wir es nicht täten. Wir identifizieren uns mit dem, was wir haben, brauchen und wollen. Aufgrund von *Avidya* (Unwissenheit) entsteht *Asmita* (übermäßige Identifikation mit dem Ego). Wir setzen uns mit unserer Persönlichkeit gleich und verlieren damit die Verbindung zu unserem wahren Selbst. Das wahre Selbst, das immer vollständig ist, speist sich aus Liebe. Jemand, der sich mit seinem Selbst identifiziert, ist ein heiliges Wesen, das weiß, wann es genug ist. Niemals würde dieses Wesen seine eigenen Bedürfnisse über die der gesamten Gesellschaft stellen.

Ein Yogi übt sich in Selbstreflexion. Daraus entsteht *Viveka* (Unterscheidungsfähigkeit). Dadurch kann wiederum Weisheit entstehen, die wiederum Entscheidungen ermutigt, die zur Erleuchtung führen – anstatt tiefer in die Unwissenheit. Wir haben global viel mehr verbraucht, als wir wirklich brauchen. Die Folgen sind schwerwiegend, vor allem wenn es um das Überleben einiger Tierarten – und unserer eigenen Spezies – geht. Durch Aparigraha beginnen wir uns als heilige Wesen zu begreifen, die Teil eines großen lebendigen Ganzen sind und zusammen für das Gemeinwohl arbeiten. Wir beginnen zu spüren, dass wir selbst einen einzigartigen Beitrag zum großen Ganzen leisten. Wir begreifen, dass unser Einfluss auf das Leben anderer und auf den gesamten Planeten nicht gering und irrelevant ist, sondern durch Zeit und Raum hinweg auf jedes Lebewesen einwirkt. Wir werden wahrhaftig selbstbewusst und beginnen, unsere Bestimmung zu verstehen.

Instinkt und Bewusstsein

Oft wird behauptet, dass nur wir über ein Bewusstsein verfügten und dass alle anderen Tiere lediglich aus ihrer Instinktnatur heraus handelten. Das impliziert, dass sie unmotiviert handeln und nicht wissen, wie ihre Aktionen andere und sie selbst beeinflussen können. Aus diesem Grund denken viele, dass Tiere eine niedrigere Lebensform seien und deshalb auch nicht die gleiche Beachtung verdienten, die man einem Menschen zuteil werden lässt. Ich glaube sehr wohl, dass Tiere ein Bewusstsein haben. Aber genau wie wir sind sich manche ihrer selbst und der Welt um sie herum deutlicher bewusst, manche weniger, auch abhängig von Alter und Gesundheitszustand. *Bewusstsein* (engl. *consciousness*) bedeutet „gemeinsames Wissen". Das Oxford English Dictionary bricht das Wort in seine Bestandteile auf: *con* = mit, zusammen + *science* = Kenntnis über die Gesamtzusammenhänge. Somit ergibt das Wort Selbstbewusstsein „Wissen, dass das eigene Selbst mit dem Ganzen verbunden ist".

Ich setze mich seit vielen Jahren mit der Behauptung auseinander, dass Tiere kein Bewusstsein haben, während ich beobachte, wie Rehwild und wilde Vögel auf Futtersuche in unseren Garten in Upstate New York kommen. Ich habe noch nie gesehen, dass ein Reh oder ein Vogel das ganze Futter aufgefressen hätte, bevor sie weiterzogen.

Ein Reh kommt, nimmt ein paar Bissen Gras, Blätter oder Samen, hebt seinen Kopf, kaut langsam, vielleicht senkt es seinen Kopf noch einmal und holt sich noch eine paar Bissen, aber dann geht es langsam weiter, um dem nächsten vorbeikommenden Reh zu erlauben, das Gleiche zu tun. Ich habe noch nie ein wildes Tier gesehen, dass stehen blieb und so lange fraß, bis kein Futter mehr da war. Noch nie ist mir ein wildes Tier begegnet, das eine Tasche oder einen Rucksack trug, Futter hineinschaufelte und es damit dann wegtrug, so dass nichts mehr für andere übrig blieb. Kein anderes Tier außer uns Menschen würde einen ganzen Wald zerstören oder die Ausrottung einer ganzen Spezies verursachen und gleichzeitig denken, dass dies keine negativen Auswirkungen auf sich selbst und die Zukunft der Kinder hat.

Einige Leute sagen, dass Tiere nicht so intelligent seien wie wir, weil sie keine Dinge erschaffen. Sie bauen keine Häuser oder Einkaufszentren, drucken keine Zeitungen oder Zeitschriften, bauen keine Raketen, Flugzeuge, Autos oder Boote. Sie erfinden keine Plastiktüten, Fernseher, Videorecorder, Handys oder Computer. Wahrscheinlich sind Tiere sogar intelligenter und besitzen mehr Bewusstsein als wir, wenn es darum geht, Verbindungen herzustellen. Viele Tiere scheinen aufgrund ihrer ungierigen Art ein tieferes Verständnis dafür zu haben, welche Auswirkungen ihre Handlungen auf das große Ganze haben. Es könnte durchaus sein, dass sie bewusster sind als wir, denn es ist ihnen in Gegensatz zu uns möglich, ihr Leben ohne Zerstörung ihres Lebensraums zu führen.

Wenn Freiheit von Gier zu Achtsamkeit führt, führt Gier zu Verleugnung. Viele von uns erhalten ihre ersten Lektionen in Verleugnung bereits in der Kindheit, wenn sie nach den moralischen Hintergründen des Fleischverzehrs fragen. Wie ich bereits zu Beginn erwähnte, fragte auch ich als Kind meine Mutter: „Wenn Töten doch falsch ist,

ist es dann nicht falsch, Tiere zu essen?" Meine Mutter antwortete: „Es ist in Ordnung, sie zu essen, da sie genau dafür gezüchtet wurden." Diese Antwort verwirrte mich noch mehr. Häufig folgt auch die Antwort: „Ja, es ist falsch, aber ein notwendiges Übel." In seinem Buch *Dominion* beantwortet Matthew Scully die Frage mit einer Gegenfrage: „Wann ist ein Übel wirklich notwendig?"

Das Oxford English Dictionary weist auf die gleiche germanische Wurzel *Ubel* für das deutsche Wort *Übel* und das englische Wort *evil* hin. *Ubel* bedeutet „hinauf" oder „über". Das impliziert, dass man über die Grenzen dessen, was angemessen ist, hinausgeht. Mit anderen Worten: das, was exzessiv ist, ist übel.

Die Erde hat genug für die Bedürfnisse eines jeden Menschen, aber nicht für seine Gier. **Mahatma Gandhi**

Der Welternährungsorganisation zufolge werden weltweit jedes Jahr über 52 Milliarden Tiere für den menschlichen Verzehr getötet.[45] In den USA alleine sind es ungefähr 10 Milliarden Nutztiere an Land und Milliarden von Meerestieren, die für den Verzehr jährlich getötet werden. Die reale Zahl der getöteten Fische und anderen Meerestiere ist schwierig zu schätzen, denn sie werden nicht einzeln gezählt, sondern in Tonnen gemessen. Trotzdem sind diese Zahlen, egal aus welchem Blickwinkel man sie betrachtet, enorm. Vor allem, wenn man in Betracht zieht, dass die Bevölkerung der Vereinigten Staaten etwa 304 Millionen[46] beträgt und dass es auf der gesamten Erde

---

45) Stand von 2008. Besuchen Sie die Webseite der Welternährungsorganisation, die einen globalen Atlas für Viehbestand und Gesundheitswesen (GLiPHA) auf *www.fao.org* erstellt hat. Auf *www.adaptt.org* und *www.abolitionistapproach.com* findet man erschreckende Zahlen, wie viele Tiere weltweit pro Sekunde geschlachtet werden.
46) Stand von 2008.

etwa sieben Milliarden Menschen gibt. Die Milliarden Tiere, die leiden und in Angst und Schrecken versetzt werden, schaffen auf diesem Planeten eine Atmosphäre von Angst, Terror und Gewalt, in der wir alle jeden Tag leben und atmen. Man kann diese Größenordnung des Tiermordes ohne Weiteres als exzessives Treiben betrachten. Farley Mowat schreibt in seinem Buch *Der Untergang der Arche Noah:* „Die belebte Welt liegt heutzutage im Sterben. [...] Als unsere Vorfahren ihren Beutezug auf diesem Kontinent begannen, glaubten sie, die lebendigen Ressourcen der Neuen Welt seien unbegrenzt und unerschöpflich. Die Verwundbarkeit dieser lebendigen Struktur – die Komplexität und Zerbrechlichkeit ihrer allzu begrenzten Bestandteile – befand sich außerhalb ihres Verständnisses. Man kann [...] zu ihrer Verteidigung sagen, dass sie sich der unausweichlichen Konsequenzen ihrer entsetzlichen Verwüstung nicht bewusst waren. Wir, die wir heute leben, können für unsere naturfeindlichen Handlungen und die daraus entstehenden Folgen aber keine solche Entschuldigung mehr geltend machen.[47]

Wir vernichten die Ozeane und nehmen ihnen das Leben. Viele Meerestiere sind bereits ausgestorben, und die Anzahl der gefährdeten Arten steigt an. Kapitän Paul Watson, Gründer der Meeresschutzgesellschaft Sea Shepherd Conservation Society sagt hierzu: „Meeresfrüchte sind eine gesellschaftliche akzeptierte Variante des Wildfleisches. Wir verurteilen die Afrikaner dafür, dass sie die Affen, Säugetiere und Vögel im Dschungel jagen. Gleichzeitig denken sich die Staaten der Ersten Welt nichts dabei, wenn sie Schwertfische, Thunfische, Haie, Heilbutte und Lachse fangen, um sie uns auf den Teller zu legen. Es ist eine Tatsache, dass es sich bei der

---

47) Farley Mowat, *Sea of Slaughter* (Mechanicsburg, PA: Stackhole Books, 2004), S. 383.

weltweiten Schlachtung von Meerestieren um das größte Massaker an Wildtieren auf diesem Planeten handelt.[48]

Doch diese Fischmengen werden nicht vorrangig von Menschen gegessen. Der Großteil wird an Tiere zwangsverfüttert, die in industriellen Großzuchtbetrieben eingesperrt sind, um dort vor ihrer Schlachtung gemästet zu werden. Um ein Pfund Fleisch für einen Hamburger zu gewinnen, braucht man 12 Pfund Getreide, aber um dieses Pfund Fleisch aus Fisch zu gewinnen, benötigt man 100 Pfund Fisch.[49] Zwangsweise Fleisch, manchmal sogar das ihrer eigenen Art, an Tiere, die von Natur aus Pflanzenfresser, sprich Vegetarier, sind, zu verfüttern, könnte man als exzessiv und demnach als übel betrachten.

Die Meerestiere leiden auf andere Weise unter der menschlichen Gier. Sie verhungern aufgrund von Futtermangel. Ihr Lebensraum wird mit giftigen Chemikalien verschmutzt, die wir in die Meere leiten. Riesige Fangschiffe fangen viele Meerestiere, die gar nicht dafür vorgesehen sind. Die Fischindustrie nennt das „Beifang". Wenn der Fang sortiert wird, sind viele dieser Lebewesen bereits tot oder liegen im Sterben und sind so schwer traumatisiert, dass sie den Fang nicht überleben. Wie Abfall werden sie ins Meer zurückgeworfen.

Die Beziehung der Menschen zur Erde und all ihren Bewohnern ist weitgehend opportunistisch, ausbeuterisch und gewalttätig. Dies führte zu einem System der Unterwerfung, der Herrschaft und Ausbeutung. Die Resultate dieser Lebensweise können wir überall um uns herum sehen: Verschmutzung, Sklaverei, Krieg, Trennung, Nationalismus, Sexismus und Ausrottung. Aber es gibt eine Alternative: ein Leben, in dem unser eigenes das der

---

48) *The Veg News Interview: Kapitän Paul Watson* (VegNews März/April 2003: S. 25).
49) *Ebd., S. 27.*

anderen bereichert, anstatt es zu verarmen. Das ist keine neue Botschaft. Angesichts der aktuellen Krise erhält sie allerdings eine neue Bedeutung.

Während meiner Reisen in der ganzen Welt, um Yoga zu unterrichten, habe ich festgestellt, dass die Menschen überall ziemlich gleich sind: Alle wollen glücklich sein. Größtenteils sind die yogainteressierten Menschen, die ich treffe, mit der gegenwärtigen Kultur unzufrieden. In der Kritik steht vor allem die Auffassung, man könne Glück nur durch materiellen Wohlstand erreichen, der wiederum auf der Ausbeutung der Erde und ihrer Bewohner entsteht. Die Menschen, die mir begegnen, scheinen aus diesem konsumorientierten System ausbrechen zu wollen, um eine neue Lebensweise zu finden, die gütiger, einfacher, erfüllender und selbstloser ist.

Seine Heiligkeit der Dalai Lama empfiehlt: „Suche die Schuld für die Probleme dieser Welt bei dir." Für andere zu sorgen dient unserem eigenen Interesse. Seine Heiligkeit nennt das „erleuchtetes Eigeninteresse." Es zu wagen, sich um das Wohlbefinden anderer zu kümmern, erweckt die Kraft der bedingungslosen Liebe.

te samadhav upasarga vyutthane siddhayah
PYS III.38
Indem man die Liebe zur Macht aufgibt,
erlangt man die Macht der Liebe.

te: sie (gemeint sind Siddhis oder Kräfte)
samadhav: zum Erlangen der Erleuchtung;
kosmische Liebe
upasarga: Hindernis
vyutthane: äußerer Anschein
siddhayah: übernatürliche Kräfte

Jimi Hendrix hat dieses Yoga-Sutra wohl gechannelt. Auf jeden Fall klingt die Botschaft, dass die Kraft der Liebe die größte Kraft überhaupt ist, noch immer glaubhaft. Die Kraft der Liebe heilt die Krankheit des mangelnden Selbstbewusstseins, eine Pandemie der heutigen Welt. Es gibt keine „normalen Leute"! Jeder ist eine Manifestation des Göttlichen. Die Yogapraxis erinnert uns an diese Wahrheit. Durch eine tief greifende innere Anbindung an das ewige Selbst, das den wahren Kern jeden Wesens darstellt, gewinnen wir Selbstvertrauen. Es liegt in der Natur des Selbst, glücklich zu sein.

Spürt man diese Freude und dieses Vertrauen, wird es immer unwahrscheinlicher, dass man andere verletzt. Die Ursache dafür, dass wir andere verletzen, ist Unwissenheit *(Avidya):* wir können die Seele und das Göttliche in anderen Lebensformen nicht erkennen. Das trifft den Kern der Frage, warum Menschen Fleisch essen, Tiere ausbeuten und mit anderen Völkern Krieg führen. Wenn wir wahres Selbstvertrauen hätten, würden wir nicht zu Gewalt und Gier neigen. Wir hätten eine friedliche Welt ohne Armut, Sklaverei und Krieg.

Durch die Yogapraxis entdecken wir, dass ein Interesse am Wohlergehen anderer, einschließlich anderer Tiere, ein wesentlicher Bestandteil unseres Strebens nach Glück und Wohlbefinden ist. Wir erkennen, dass wir niemals frei sein können, wenn wir immer noch daran beteiligt sind, andere zu versklaven. In dem Maße, in dem unsere Fähigkeit, Mitgefühl zu empfinden und es auf die Tiere auszuweiten, wächst, kurieren wir die Krankheit der Trennung, die unsere ganze Kultur durchdringt. Wir beginnen, uns wieder ganz zu fühlen.

Wir fangen an zu sehen, dass umfassender Frieden möglich ist und wir ein freies Leben führen können – das Leben eines Jivanmukta. Durch eine mitfühlende, vegetarische Ernährung machen wir den ersten Schritt dazu,

Aparigraha in unserem Leben umzusetzen. Dadurch beginnen wir eine strahlende, erleuchtete Zukunft für uns, für die Tiere und für diesen Planeten zu erschaffen.

Kauf dich glücklich?

Unsere Kultur hat uns seit jeher darauf konditioniert, für schlechte Zeiten zu horten, zu sammeln, zu lagern und zu speichern. Die Anzahl der Dinge, die wir zu besitzen glauben, gibt uns ein Gefühl von Sicherheit und erschafft ein Diktat des Egoismus. Dies wollen wir auch an unsere Kinder weitergeben, in der Hoffnung, dass man sich an uns erinnert oder wir unsterblich werden. Kaufkraft ist das meistbegehrte *Siddhi* der Moderne.

Shoppen ist ein wichtiger Teil des Lebens für die meisten Menschen. Vieles, wofür wir so hart arbeiten, um es kaufen zu können, wollen wir eigentlich gar nicht haben. Bald haben wir es satt und entsorgen es. Das erschafft die „Wegwerf"- oder „Einweg"-Gesellschaft. Ich habe gelesen, dass 85 Prozent aller Dinge, die in einem amerikanischen Einkaufszentrum gekauft werden, spätestens zwei Wochen später auf einer Mülldeponie landen. Die Aktivistin Julia Butterfly Hill fragt: „Wo ist der Ort, den wir 'weg' nennen?" Natürlich existiert er nicht. Jedes Mal, wenn wir etwas als Müll bezeichnen, verlieren wir dabei ein Stückchen unserer Seele. In den Sprachen vieler indigener Kulturen existieren keine Begriffe für Müll und Abfall. Das Konzept, etwas wegzuwerfen, gibt es dort einfach nicht.

Ein neues Zeitalter

Unser Konsum- und Horteverhalten hat sich über Tausende von Jahren entwickelt. Zu Beginn, als wir anfingen, Tiere zu domestizieren und das Land zu beackern, haben wir beim Ernten auch Lagermethoden für Überschüssiges entwickelt. Wir fingen an, das Produzieren und Horten von Fleisch, Milch und Gemüse mit „Fülle" gleichzusetzen.

Fülle, die es uns ermöglicht zu handeln, zu kaufen und zu verkaufen. Über Tausende von Jahren haben wir diese Lebensweise kultiviert und damit den Glauben, dass es notwendig ist, so zu leben. Auch unsere Kinder erziehen wir im Glauben, dass Arbeit nötig sei. Damit einher geht das Konzept, dass Arbeit vom restlichen Leben getrennt sei.

Wir teilen unser Leben in Arbeitstage und Urlaub oder freie Tage ein. Viele von uns denken, dass Arbeit etwas ist, das es uns ermöglicht zu leben, aber wir ziehen nicht in Betracht, dass es sich um etwas handeln kann, was wir gerne tun oder tun wollen. Letztendlich eine komische Vorstellung, denn auch während der Arbeitszeit sind wir am Leben! Dennoch haben wir oft das Gefühl, dass unsere Arbeit nicht das ist, was wir eigentlich tun wollen, dass sie nur ein Mittel zum Zweck ist und dass das wirkliche Leben erst nach der Arbeit beginnt.

Wir haben eine Beziehung zur Zeit geschaffen, in der wir glauben, dass das Leben aus einer Folge von zufälligen Ereignissen besteht und das Ende ein Mysterium bleibt. Zivilisierte Kulturen haben ihre Verbindung zum Kreislauf der Natur verloren. Wir leben zeitgebunden, versklavt von unseren Uhren. Wenn wir allerdings vollkommen im gegenwärtigen Moment präsent sind, gibt es viel weniger Angst vor der Zukunft und weniger Bedürfnis danach, gierig einen Vorrat anzulegen. Durch das Praktizieren von Aparigraha wird sich ein Yogi seiner Existenz bewusst – nämlich dass er niemals geboren wurde und dass er durch diese Erkenntnis den Tod besiegen kann. Denn nur die, die geboren wurden, können auch sterben.

Yoga öffnet die Tür zur Unendlichkeit durch die Erfahrung multidimensionaler Realität. Für den Yogi geschieht die Ewigkeit in diesem Moment, denn er bleibt unberührt von den konventionellen Beschränkungen der Zeit. Ein solcher Yogi reißt die uralten Gefängniswände ein, die aus Gier und Angst sind. Alle Ängste entstammen der

Verlustangst: der Angst davor, Ruhm, Jugend, Geld, Haare, Gesundheit oder Liebe zu verlieren ... letztendlich ist es die Angst, das Leben zu verlieren. Wenn man sich selbst als sterblich betrachtet, wird man das ganze Leben von der Angst vor dem Tod *(Abhinivesha)* verfolgt, die nach Patañjali das größte Hindernis auf dem Weg des Yoga darstellt. Vom Verlangen zu besitzen abzulassen bedeutet, sich auch von der Angst vor dem Tod zu befreien.

Wenn der Yogi die Unsterblichkeit des Selbst erkennt, befreit er sich von der Zeit und aus dem Kreislauf von Geburt, Leben und Tod. Diese neue Stufe des Bewusstseins erlaubt es der Vorstellung, die unendlichen Möglichkeiten nebeneinander bestehender Existenzebenen zu erforschen. Wenn man von Linearität befreit ist, löst sich die Illusion des rationalen Denkens auf, und es entsteht Raum für Intuition. Dieses Erwachen wird rasch und zügig geschehen, wenn die Intuition alle Teile wieder zu einem Ganzen zusammenführt.

Wir befinden uns an der Schwelle zu einer Apokalypse, die, wie manche prophezeien, eine radikale Veränderung im Umgang mit der Zeit hervorrufen wird. Das griechische Wort *apokalyptein* bedeutet „enthüllen; sichtbar machen; vollkommen nackt dastehen, entblößt ohne Künstliches, Kleidung oder Besitz". Wenn wir davon ablassen, alles festhalten zu wollen, werden unsere Hände frei sein, alles zu empfangen.

Das gegenwärtige Zeitalter oder *Yuga* wird in den hinduistischen Schriften als Kali Yuga bezeichnet. Kali kommt von dem Sanskritwort *kala,* was „Zeit" bedeutet. Einige sagen, dass im Jahr 2012 wahrscheinlich das Ende der Zeit, wie wir sie bis jetzt kennen, bevorsteht. Es werde das Ende der alten Beziehung zu Zeit sein, die in klarer Abgrenzung zum Unendlichkeitskonzept des Raumes steht. Ein neues Zeitalter werde anbrechen. Wie jede Geburt werde auch diese eine blutige Angelegenheit sein, aber am Ende entstünden wunderbare neue Möglichkeiten. Wahrscheinlich werde uns unser wahres Potenzial als einfühlsame, sorgsame Wesen, die sich als wichtigen Teil des Ganzen sehen, offenbart – wir würden beginnen, uns selbst als heilig zu betrachten.

Jenseits von Raum und Zeit

Sicherlich sind wir uns alle darin einig, dass unsere jetzige von Gier getriebene, konsumorientierte Kultur die Erde und uns nicht länger erhalten kann, denn sie ist darauf ausgerichtet, letztlich alles, auch uns selbst, zu entsorgen. Wir müssen eine harmonische und auf das Wohl aller Lebewesen ausgerichtete Art und Weise zu leben finden, bei der wir klar zwischen wahren Bedürfnissen und bloßer Gier unterscheiden und dementsprechend handeln. Jeden Tag gibt es neuen technologischen Fortschritt, aber wie sieht es mit unserem Bewusstsein aus? Bis wir wahrhaftig die Unendlichkeit wahrnehmen können, wird uns die Zeit davonlaufen, und wir werden niemals ein Zeit-Raum-Kontinuum erfahren: einen multidimensionalen Ort, der weder an die Vergangenheit noch an die Zukunft gebunden ist. Aber es wird nicht mehr lange dauern, dann existiert die Zeit nicht mehr, und der Tod wird das Letzte sein, das stirbt.

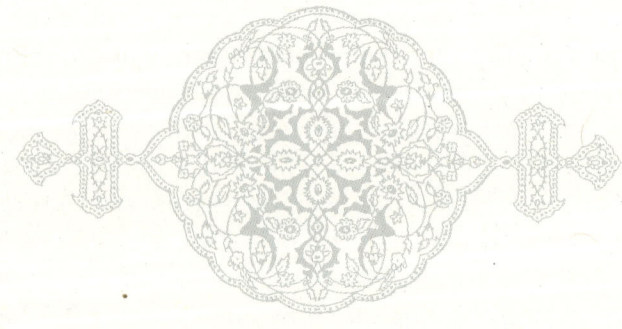

Kapitel 7
befreite seelen.
das leben eines jivanmukta
Spiritueller Aktivismus

Zweifle niemals daran, dass eine kleine Gruppe von umsichtigen und engagierten Bürgern die Welt verändern kann. Tatsächlich ist dies die einzige Art, wie es funktioniert. **Margaret Mead**

Jiva bedeutet „individuelle Seele", *mukta* „Befreiung." Ein *Jivanmukta* ist eine befreite Seele – jemand, der weiß, dass er eins ist, mit allem, was ist. Ein Jivanmukta ist ein lebendiges befreites Wesen, das sich für die Freiheit anderer einsetzt.

Ein Aktivist ist jemand, der sich darum bemüht, Veränderungen zu bewirken. Spirituell zu sein bedeutet, die Verbindung zu allen anderen Lebewesen wahrzunehmen. Spiritueller Aktivismus ist eine aktive Beteiligung daran, die bewusste Verbindung mit anderen auf positive, lebensbejahende und zum Wohl aller Wesen beitragenden Weise zu fördern. Ein spiritueller Aktivist zu sein bedeutet, von der eigenen Seele anstatt vom in der eigenen Haut gefangenen Ego bewegt zu werden. Ein Jivanmukta wagt es, sich für das Glück, das Wohlergehen und die Befreiung anderer zu engagieren. Die größte Hürde in unserer spirituellen Entwicklung als moderne Spezies ist unsere Weise der Betrachtung und Behandlung der Tiere und der Natur. Sobald wir aus dem Schlafzustand der Verleugnung erwachen und uns der Wahrheit bewusst werden, dass alles Leben miteinander verbunden ist, beginnt unsere spirituelle Praxis, unser *Sadhana*.

Der Philosoph Arthur Schopenhauer sagte: „Jede Wahrheit durchläuft drei Phasen: in der ersten wird sie verlacht, in der zweiten wird sie wild bekämpft, und in der dritten wird sie als Selbstverständlichkeit akzeptiert." Nachdem nun die Wahrheit über die Behandlung der Tiere in der heutigen Agrarindustrie und darüber, wie unsere Kultur diese Behandlung durch den Konsum von Fleisch und tierischen Produkten unterstützt, bekannt ist, wird es sehr schwierig, das Leben wie bisher weiterzuführen. Das Schwierigste für die meisten Menschen, die sich der Realität des Tiermissbrauchs bewusst werden, ist es, einen Weg zu finden, diesen Missbrauch zu beenden. Untätigkeit ist keine Option für den Yogi, aber wie man auf effektive Art und Weise handeln kann, mag am Anfang nicht ganz klar sein.

Sobald Menschen vom schrecklichen, täglich stattfindenden Missbrauch von Tieren erfahren, reagieren sie normalerweise auf eine von zwei Arten. Entweder sie fühlen sich verzweifelt, überwältigt und hilflos, oder sie werden wütend und wollen die Täter angreifen.

Aber keine der beiden Reaktionen bringt positive Veränderungen mit sich, die den Tieren zugutekommen würden. Was es braucht, ist starke, positive Leidenschaft. Nur durch aktives, bewusstes Mitgefühl kann man die Denkweise und die Herzen der Menschen bewegen, so dass sie in sich selbst Mitgefühl empfinden und diese Empathie auf alle Lebewesen, einschließlich der Tiere, ausweiten. Mit anderen Worten muss die Veränderung in uns selbst beginnen; man muss selbst das Mitgefühl verkörpern. Man muss die Menschen, mit denen man spricht, mitfühlend behandeln, egal, wie aufgebracht sie sein mögen. Auch wenn man selbst die Fakten über die Misshandlung der Tiere und die Auswirkungen, die diese Massenvernichtung auf den Planeten, unsere Seele und unsere Gesundheit hat, kennt, muss man sich in yogischer Selbstkontrolle üben und seine Leidenschaft durch Mitgefühl mäßigen. Wenn man als Moralapostel, wütend oder verurteilend erscheint, kann man kein Publikum lang genug in seinen Bann ziehen, um ihm die Wahrheit vermitteln zu können.

Wenn man beginnt, über seine eigenen Erfahrungen mit dieser Wahrheit zu erzählen, wird man wahrscheinlich zunächst ausgelacht werden, selbst von Freunden und in der Familie. Dabei handelt es sich um eine Phase des natürlichen Prozesses, wenn lebenslang bestehende, konditionierte Denkweisen des Menschen in Frage gestellt werden. Dann gilt es weiterzumachen und den eigenen Prinzipien treu zu bleiben. Patañjali schlägt hierzu Folgendes vor: Wenn man sich in einer schwierigen Position befindet, sie einfach umzudrehen, sie als Herausforderung zu betrachten, nicht als Hindernis – und am wichtigsten dabei: nicht wütend zu werden.

Vitarka-badhane pratipaksha-bhavanam
PYS II.33
Denke das Gegenteil, wenn du von
störenden Gedanken verwirrt wirst.

vitarka: negativer Gedanke
badhane: überwinden; ins Positive wenden
pratipaksha: das Gegenteil
bhavanam: sollte gedacht werden

Wenn destruktive Emotionen wie Hass, Wut oder das Verlangen, andere zu verletzen, entstehen, sollte man das Gegenteil denken. Erkenne das Potenzial der anderen Person für Mitgefühl und verstärke dadurch deinen eigenen Ausdruck der Güte. Betrachte andere mit Hoffnung. Sieh sie so, als ob sie ihre eigene Unwissenheit schon überwunden hätten. Wenn du sie negativ betrachtest, wird die Ausstrahlung deiner Denkweise dazu beitragen, dass du und die anderen noch weiter auseinandergetrieben werden, weil du dich selbst in eine überlegene Position versetzt.

Der Spott, den dir andere bei deinem Engagement für die Tiere entgegenbringen, kann dir helfen, die vegane Botschaft besser zu artikulieren und für Tierrechte auf sachkundige und emotional glaubwürdige Art einzutreten.

Wenn die anderen um dich herum verstehen, dass deine Prinzipien selbst durch ihre abschätzige Einstellung nicht so leicht zu erschüttern sind, werden sie sich bedroht fühlen. Sobald lebenslange Gewohnheiten und Denkweisen des Menschen infrage gestellt werden, ist es gut möglich, dass sie den Wahrheiten, die du ihnen zu vermitteln versuchst, vehement gegenübertreten. Wenn riesige Unternehmen das Gefühl haben, dass ihr finanzieller Gewinn in Gefahr ist, werden sie zweifellos mit aggressivem Widerstand reagieren. Erinnere dich: Der Grund, warum die Nutztierindustrie Erfolg haben konnte, lag an der Unwissenheit des Verbrauchers und dem niemals infrage gestellten Vertrauen in Autoritäten. Wird ihr Status gefährdet, werden die Nutztierindustrie und ihre jahrelangen Befürworter aus den Reihen der Regierung drastische Maßnahmen gegen alle Aktivisten ergreifen. Halte durch! Es handelt sich nur um Phase zwei. Die Akzeptanz der Wahrheit ist schon näher gerückt, denn sie ist das, was allem Sein zugrunde liegt. Die Wahrheit ist, dass wir alle eins sind und nur in unterschiedlicher Form in Erscheinung treten. Wie wir einander behandeln, wird in jedem Einzelnen und in der Gesamtheit widergespiegelt. Viele Leute werden abstreiten, dass sie sich jemals dagegen gewehrt haben, wenn sie erst einmal die Wahrheit erkannt haben. Mache dir darüber keine Gedanken. Erfreue dich an jedem Schritt, den jemand gemacht hat, um bewusster und heiler zu werden. Jeder Schritt in Richtung Wahrheit führt auch in Richtung Ganzheit.

Das Individuum ist sowohl zu vollkommenem Mitgefühl als auch zu völliger Gleichgültigkeit fähig. Den Menschen ist es möglich, das Erstere zu fördern und über das Letztere hinauszuwachsen. Es gibt nichts Wirksameres als ein Individuum, das aus seinem Gewissen heraus handelt und dadurch dazu beiträgt, das kollektive Bewusstsein wieder zum Leben zu erwecken.
Norman Cousins, Journalist und Friedensaktivist

Nun, da du ein Verständnis von den Yamas gewonnen und erkannt hast, wie dein Umgang mit anderen nicht nur sie, sondern auch das, was mit dir geschieht, beeinflusst, wirst du über das rationale Begreifen der Konzepte, die uns Patañjali vermittelt hat, hinauswachsen. Du wirst diese selbst erfahren und reflektieren können, da dir im Alltag kontinuierlich Beweise für diese Ideen begegnen.

Andere werden dir zweifellos Fragen nach deiner Yogapraxis und deiner Ernährung stellen. Ich hoffe, dass dir die folgenden Hinweise helfen werden, dich mit deinem dir innewohnenden Mitgefühl zu verbinden. Dort liegen die Lösungen zu allen Problemen und warten nur darauf, ausgedrückt zu werden.

Die eigentliche Frage ist, wie man dieses Mitgefühl in sich wieder zum Vorschein bringt und ausbaut, damit es jegliche Interaktion mit anderen leitet. Mitgefühl ist ein wichtiger Bestandteil, wenn man zu einem versierten Befürworter in Sachen Yoga und Vegetarismus werden möchte. Wenn du das Verlangen hast, mit Leuten zu sprechen und ihnen zu helfen, zu begreifen, warum sie sich auch um die Tiere kümmern und sich vegetarisch ernähren sollten, können die folgenden Ideen hilfreich sein.

1. Zuhören: Das *Herz* der Kommunikation

Stelle zuerst wirklich sicher, dass du kommunizieren willst. Viele Menschen sind nur damit beschäftigt, sich selbst auszudrücken. Das bedeutet nicht unbedingt, dass sie kommunizieren. Kommunikation impliziert Gemeinschaft, eine gemeinsame Erfahrung mit jemand anderem zu teilen, nicht auf jemanden „einzureden". Nur klarzustellen, dass du etwas weißt, ist ebenfalls weit von Kommunikation entfernt. Beziehe die Person, mit der du redest, ein und bedenke, wo sie herkommen mag. Lerne durch Einfühlungsvermögen zu verstehen, warum Leute gewisse Dinge tun, die du gerne verändern möchtest. Wenn du jemandem gegenüber Einfühlungsvermögen entwickelst, der etwas moralisch oder ethisch Falsches tut, versuche folgende Tatsachen zu erkennen:

1. *Menschen tun in jedem Moment das Beste, das sie tun können.*

2. *Wenn jemand etwas Schlechtes tut, enthält diese Erfahrung irgendetwas Positives für diese Person.*

Durch einfühlsames Zuhören wirst du die Ursachen verändern können und nicht nur die äußerlichen Symptome bekämpfen. Gewaltfreie Kommunikation mit anderen, die du gerne inspirieren möchtest, wird dich selbst verändern, denn durch sie entsteht Mitgefühl, das Differenzen beseitigt und zu einem erleuchteten Leben führt. Wenn wir als Yogalehrer und Yogapraktizierende die radikalen Ideen der

Yogatradition kommunizieren, müssen wir uns auch mit kontroversen Themen wie Tierschutz und Vegetarismus auseinandersetzen. Um das erfolgreich zu tun, müssen wir unsere Zeit, unsere Mühen und Fähigkeiten so einsetzen, dass sie größtmöglichen Erfolg erzielen. Niemand hat etwas davon, wenn wir ausgebrannt sind und nicht mehr schlafen können, weil immer noch kein Frieden auf Erden herrscht, der Krieg noch kein Ende gefunden hat und auch die Welt nicht über Nacht vegan geworden ist. Stattdessen können wir uns auf die alltäglichen Gelegenheiten konzentrieren, zum Beispiel die Menschen, die zur Tür hereinkommen, um Yoga zu üben, und uns um Ratschläge für ein glückliches Leben bitten.

Ein Yogalehrer ist einer, der sich mitteilt, und kein Lehrmeister. Um sich mitzuteilen, muss man verstehen, dass Erleuchtung eigentlich erst durch Mitgefühl entsteht. Egal, welche Methoden der Lehrer seinen Schülern vermittelt, sie sollten alle das Mitgefühl im Schüler ansprechen – nicht nur Mitgefühl für andere, sondern auch für sich selbst.

Wenn wir mit jemandem über Yoga sprechen wollen, der noch Fleisch isst und sich der karmischen Verbindungen zwischen dem, was er tut, und seiner gegenwärtigen physischen, emotionalen, mentalen und spirituellen Lage – oder auch der möglichen zukünftigen Folgen – nicht bewusst ist, müssen wir zuerst einen Weg finden, mit ihm zu kommunizieren. Es hat keinen Sinn, ihn zu verurteilen. Stattdessen müssen wir versuchen, seine gegenwärtige Situation zu verstehen.

Fleisch und Milchprodukte zu essen ist eine Sucht: eine Sucht nach Gewalt. Um anhaltende positive Veränderung zu unterstützen, müssen wir die Person, die diese Nahrungsmittel zu sich nimmt, genauso betrachten wie einen Drogen- oder Sexabhängigen.

Rationale Argumente haben bei Süchtigen selten eine Wirkung. Drogenabhängige können intellektuell ihre

Problematik sogar erfassen und sagen oft, dass sie aufhören wollen. Aufgrund der physiologischen und psychologischen Abhängigkeit können sie es aber nicht. Eine bessere Herangehensweise wäre es, an das Herz des Süchtigen zu appellieren. Das erfordert geschickte Kommunikation und beginnt mit der Fähigkeit zuzuhören. Man muss sehr vorsichtig sein, dass man Gewalttaten nicht durch Schuldzuweisung verurteilt. Dadurch entsteht keine bleibende Veränderung im Herzen eines Abhängigen. Wir müssen wirklich ans Herz appellieren und der Person helfen, tief in ihre Gefühlswelt einzudringen, um dorthin zu gelangen, wo ihr Wesen mit dem aller anderen Lebewesen in Verbindung steht. Genau das ist die Aufgabe eines Yogalehrenden.

Wir müssen tiefer gehen und die möglichen Gründe für das Verhalten der Person verstehen. Wenn Menschen eine „schlechte" Tat begehen, glauben sie selbst, dass sie irgendetwas „Gutes" aus dieser Handlung gewinnen. Hier müssen wir uns mitfühlend ansehen, welchen Vorteil die Person daraus zu gewinnen glaubt. Wir müssen sie im Ganzen und vollständig sehen und aus diesem Blickwinkel heraus mit ihr kommunizieren, in dem Wissen, dass ihre Gewohnheit, anderen zu schaden, aus einem tiefen Gefühl der Unvollkommenheit in ihr selbst resultiert. Wie müssen diese Avidya, den zugrunde liegenden Mangel an Selbstvertrauen und Selbstwert, zur Sprache bringen. Wir müssen die Ursachen ihrer Handlungen ergründen, und nicht nur die darüberliegenden Symptome ansprechen und verurteilen.

Ich erinnere mich an ein Interview mit dem Psychologen Marshall Rosenberg, in dem er seine Arbeit mit Gefängnisinsassen beschrieb, die wegen Kindesmissbrauchs verurteilt wurden. Dr. Rosenberg erzählte von einem Häftling, der nach einigen Sitzungen seine Geschichte zu erzählen begann. Wie in vielen Fällen von Kindesmisshandlung wurde der Gefangene als Kind selbst missbraucht. Als

Rosenberg ihn nach seiner Kindheit fragte, beschrieb der Inhaftierte lebhaft die Grausamkeiten und das Trauma, die im zu dieser Zeit widerfahren waren. Er gab auch zu verstehen, dass all diese Ereignisse noch viel schrecklicher geworden waren, weil er seine Angst und seinen Schrecken niemandem weitervermitteln konnte. Jedes Mal, wenn er versuchte, all dies zu kommunizieren, musste er feststellen, dass die andere Person nicht verstehen konnte, was er beschrieb, weil sie nicht dabei gewesen war und nicht gefühlt hatte, was er fühlte. Dr. Rosenberg stellte dann die nahe liegende Frage: „Wenn die Geschehnisse so schrecklich für Sie waren, wie konnten Sie es dann anderen Kindern antun?" Der Insasse antwortete: „Wenn ich die Angst und den Schrecken in den Gesichtern der Kinder sah, wusste ich, dass ich endlich jemanden gefunden hatte, der verstand, was ich durchgemacht hatte."[50]

Wahrscheinlich könnte man all die Gewalt auf der Welt heutzutage als einen gescheiterten Kommunikationsversuch sehen. Wahre Kommunikation findet statt, wenn nicht nur einer versucht, sich selbst auszudrücken, sondern wenn beide Parteien einander zuhören und eine gemeinsame Ausdrucksmöglichkeit finden.

Erst durch Mitgefühl wird wahre Kommunikation möglich. Wenn wir als Aktivisten die Gewalt gegen Tiere stoppen wollen, müssen wir eine klare, langfristige, positive Lösung bieten, die alle Parteien zufriedenstellt. Wir können nicht nur die Fleischesser verurteilen und unsere Wut an ihnen auslassen. Das ist ein wichtiger Punkt, an den ein Aktivist denken sollte. Wir müssen uns über unsere Tendenz, alles in Gut/Böse, Gewinner/Verlierer und Opfer/Täter einzuteilen, hinwegsetzen. Unser letztes Ziel sollte

---

50) Marshall Rosenberg, *Speaking Peace: Connecting With Others Through Non-Violent Communication* (Lousiville: Sounds True, 2003).

sein, dass alle Beteiligten gewinnen: die Tiere, die früheren Ausbeuter der Tiere und wir selbst.

Yoga liefert praktische Methoden, um durch die Fähigkeit des Zuhörens zu kommunizieren, beispielsweise die yogische Praxis der Asanas – vor allem die Drehhaltungen. Sie sprechen auf der Gefühlsebene das Ego oder das getrennte Selbst an und bringen Bewusstsein in unsere Verdauungsorgane und die Prozesse der Nahrungsaufnahme zurück. Das kann alte und verborgene Gefühle der Wut, Depression oder schlechten Selbstbewusstseins aufrütteln, die sich unterschwellig in unseren Organen festgesetzt hatten. Durch die Asanapraxis kann man anfangen, die Ursachen für destruktive Tendenzen aufzudecken und die Spaltung zu heilen. Leute, die Fleisch essen, tun dies, um sich besser zu fühlen – um sich gesünder, attraktiver, kräftiger und machtvoller zu fühlen. Sie haben fälschlicherweise das Gefühl, dass es Kraft verleiht, wenn man jemand anderem das Leben nimmt. Stattdessen werden sie nur süchtig nach der Illusion der Macht und werden letztendlich geschwächt, weil sie ihr Machtgefühl daraus herleiten, andere zu schwächen. Dabei verleugnen sie die eigentliche Quelle der Kraft, das Selbst, das in uns wohnt und dessen wahre Natur bedingungslose Liebe ist. Diese Unwissenheit oder dieses Missverstehen ist ein Fall falscher Identifikation. Sie führt zu mehr innerer und äußerer Spaltung und noch mehr Gewalt. Wenn dieser Vorgang wiederholt abläuft, verfängt sich die Person im Netz einer schwächenden Abhängigkeit. Der Yogaschüler wird sich durch die Drehhaltungen seiner negativen Gefühle bewusst und kann beginnen ihre Wurzeln zu erforschen, um den Grund dieser Gefühle herauszufinden. Somit werden wir offener für die Botschaft, dass der Verzehr von Fleisch zu dieser Negativspirale beiträgt.

Wenn du wirklich anderen helfen willst, diese selbstsüchtige Abhängigkeit zu überwinden, wird es durch mitfühlende Kommunikation geschehen. Wenn es dir wirklich gelingt, anderen den Weg in die befreiende Richtung der Erleuchtung zu weisen, werden sie durch ihr eigenes tiefes Mitgefühl dorthin gelangen. Wenn du dies vermitteln kannst – wenn du irgendwie durch dein Beispiel das Mitgefühl an die Herzen anderer weitergeben kannst –, machst du ihnen das größte Geschenk, das du zu geben hast.

2. Fühlen: Das *Mittel* der Kommunikation

Wenn du ehrlich mit anderen kommunizieren möchtest, frag dich selbst, bevor du zu sprechen beginnst:

Wie sollen sich die anderen fühlen,
wenn ich mit ihnen spreche?

Martin Luther King Jr. ist einer der inspirierendsten Redner, die ich kenne. Ich habe seine Reden über Jahre hinweg studiert – um eine Ahnung davon zu bekommen, was seine ungeheure Wirkung ausmachte. Aber erst als ich einen Dokumentarfilm über Malcom X gesehen habe, erkannte ich eine Methode, meine Wirkung als Rednerin zu verbessern.

Als Malcom X zu den Afro-Amerikanern sprach, betrachtete er sie als Opfer. Er nutzte jede Gelegenheit, um sie daran zu erinnern, wie sie von den Weißen schikaniert wurden. Er tat dies, denke ich, um sie zum Handeln zu bewegen. Er wollte, dass die Art, wie sie behandelt wurden, Wut erzeugt, so dass sie selbst für Gerechtigkeit eintreten würden. Er hatte sicherlich gerechtfertigte Gründe für seine Anklagen. Dennoch habe ich nicht das Gefühl, dass er sehr effektiv war, wenn es darum ging, bleibende Veränderung zu schaffen, weil er sich selbst und sein Publikum immer in der Opferrolle sah.

King hatte eine andere Herangehensweise. Er sah die Afro-Amerikaner nicht als Opfer. Er betrachtete sie als stark, heil und vollkommen. Er hatte keine Zeit für Hass, denn er sah darin etwas, was ihn auf seinem Weg, Rassengleichheit zu erreichen, nur behindern konnte. Er selbst sagte: „Ich habe mich entschieden, den Weg der Liebe zu gehen. Hass ist eine zu schwere Last." King stellte sich eine neue Welt vor, in der alle Menschen in Harmonie miteinander leben würden, und nutzte dieses Ideal in seinen Reden. Schwarze, die ihn hörten, fühlten sich in ihrer Vision und Hoffnung bestärkt, ihren angemessenen Platz in der Gesellschaft einzunehmen, anstatt Opfer in einem ungerechten rassistischen System zu bleiben.

Nur durch Bescheidenheit und Respekt kann man effektiv kommunizieren. Wenn man die Botschaft des Yoga und des Vegetarismus an andere weitergibt, ist es wichtig, dass man andere nicht ver- oder beurteilt, sondern sie ermutigt, bewusste Entscheidungen zu treffen, um frei zu werden.

3. Sehen: Der *Ausdruck* der Kommunikation

Die Welt in Gut und Böse oder Opfer und Täter zu unterteilen führt nur noch zu mehr Spaltung, nicht zu der friedlichen Vereinigung, nach der wir Yogis streben. Wenn du dich mit anderen unterhältst, die nicht der gleichen Meinung sind, stell sicher, dass du selbst aus einer Position der Toleranz heraus agierst. Martin Luther King Jr. meinte dazu: „Du hast keine moralische Basis mit jemandem, der wahrnimmt, dass du ihn verachtest."

Wenn du mit anderen über Vegetarismus und Tierschutz sprichst, betrachte sie nicht als dumm, gefühlskalt oder böse. Betrachte sie stattdessen durch die Brille des Mitgefühls. Sieh sie als heilige Wesen, die gütig sein können. Wenn eine Person Fleisch isst, warum sollte man dies nicht als einen vorübergehenden Zustand betrachten? Wenn du in anderen nicht das Potenzial zu Güte und Mitgefühl erkennen kannst, wie kannst du erwarten, dass sie sich selbst jemals so sehen? Wir müssen uns erinnern, dass alle Wesen – einschließlich der Tiere – sich aufgrund ihres vergangenen Karma in der gegenwärtigen Situation befinden. Das soll nicht heißen, dass Tiere es verdienen, bestraft zu werden, und dass wir ihr Leiden dulden oder sogar dazu beitragen sollen. Im Gegenteil, es ist entscheidend und erforderlich, dass wir alles in unserer Macht Stehende tun, um das Leiden der anderen zu verringern. Unsere eigene Freiheit von Leid hängt davon ab. Ein spiritueller Aktivist zu sein bedeutet, die Kraft der Befreiung in sich selbst wirken zu lassen. Wir müssen wehrlosen Tieren, die Opfer von Grausamkeiten werden, helfen, und wir müssen unser Mitgefühl ausdehnen, um auch den Menschen zu helfen, frei zu werden, die Opfer ihrer eigenen Blindheit, dem Ergebnis von Jahrtausende langer kultureller Konditionierung, geworden sind. Nur durch Mitgefühl kann wahre und bleibende Veränderung geschehen.

Wenn wir akzeptieren, dass unser Karma unsere Realität erschafft, können wir auch ein mitfühlendes Verständnis für das Leiden anderer gewinnen. Das Gesetz des Karma ist eine universelle Gerechtigkeit, die nicht dazu gedacht ist, uns zu bestrafen, sondern uns zu erleuchteter Bewusstheit zu führen.

4. Freude und Glück:
Das *Ergebnis* erfolgreicher Kommunikation

Vollkommenes Glück liegt unserem Sein zugrunde, und es pulsiert in jedem von uns zu jeder Zeit. Erkenne dies und feiere es in anderen, und du wirst es in dir selbst finden. Wenn du aufhörst, andere zu zähmen, zu versklaven und auszubeuten, erlaubst du ihnen, ihrer wahren Natur zu folgen. Dadurch erlaubst du dir selbst das Abenteuer von Freude und Glück. Wenn wir uns spirituell weiterentwickeln und als Art überleben wollen, müssen wir uns selbst von der Lüge lossagen, dass wir von der restlichen Welt getrennt seien. Die Welt ist unser Spiegel. Wenn wir in Einklang mit der Erde leben, finden wir unseren Weg zurück zu unserem wahren Selbst. Ich schlage nicht vor, dass man „zurück zur Natur" gehen muss. Das ist nicht möglich, denn die Natur ist bereits in uns. Sie ist, wer wir sind. Tauche ein in die Erfahrung der Wildheit deines eigenen Selbst: diesen lebendigen Ort der Harmonie, an dem wahre Anarchie – Selbstherrschaft – regiert.

Verfolge deine Ziele. Erkenne das Potenzial in dir, das dich befreien kann und dich zum Werkzeug für die Befreiung anderer macht. Kultiviere deine Vision, indem du dich selbst von Mitgefühl erfüllen lässt und alle anderen darin miteinschließt.

Niemals zuvor in der Geschichte unseres Planeten hatten wir als Individuen eine solche Chance, unsere eigene Zukunft und die dieses Planeten mitzubestimmen. Wenn wir selbstzufrieden gar nichts tun, wird die Welt, wie wir sie kennen, zugrunde gehen. Wenn wir aber zu Sinnen kommen und es wagen, uns auch um das Leid und Wohlergehen anderer zu kümmern, werden wir die Sklaverei noch zu unseren Lebzeiten beseitigen und uns dadurch selbst befreien. Befreiung, oder auch *Moksha,* ist das Ziel des Yoga. Das Ergebnis ist vollkommenes Glück.

spiritual activation

Angry thoughts disarray the heart
Pierce through the deformity with breath as your start
Shatter with a blow or a throw
You could do it inside a wishing well
Where your feelings once fell
If all else fails, embrace it with your holiness
Wrapping your everything around

Using the sound
Of the breath, what else could be better?
Yes that's it...the face of look upon you
Praying and Om-ing alone cannot do
Sitting at a lotus altar
While babies stumble to their slaughter
Nervous laughter holds you back from
Doing what you ought to
This Armageddon of look upon you
Is not going to stop, even in the forest, even in the shop
Hear the bodies going chop chop
It has only just begun
Birth is bloody – so many shades of red, she said
You don't know what it's like to be dead.
You heard them plotting to do disturbing things
What stopped you from intervening?
You are reeling in your obedience to ineffectualness.
Afraid of being humiliated? Stepping out of line?
Oh look at that face of look upon you!
Guilt paralyzes your mouth you cannot speak
Lies fill your ears, snuffing out the cries
Feet rooted in cement forgetfulness of who you are
So what to do?
Remember anyway and say something...anything
Pierce through the deformity
With a voice from the farm and the killing floor
When your own death is closing in
You will realize that the only thing
You ever really had in life was your effect upon others
Your end will come as a rattling snake slithering in
As you leave you will see that look upon you
You never ever had time, certainly no time to lose
Your body will stretch towards that last breath, so do your
    best
To see that all that you see is coming from inside of you

Nothing and no one has not been born from inside of you
Pierce through the deformity by means of breathing
Absorb into your rainbow body the pixilation of these
    phantoms
With the embrace of recognition
Allow black and white to collide into colors wondrous fair
And go on into the future of not knowing where.

spiritualität auslösen

Wütende Gedanken verwirren das Herz
Durchbrich mit dem Atem zuerst die Deformation
Zertrümmere sie mit einem Hieb oder Wurf
Du könntest es in einem Wunschbrunnen tun
In dem von einst versunkene Gefühle ruhn
Wenn alle Stricke reißen, umarm es mit deiner Heiligkeit
Umhülle es mit deinem ganzen Wesen
Nutze den Klang
Des Atems, was sonst könnte besser sein?
Ja, das ist es ... angesichts des Ausdrucks auf deinem
    Gesicht
Gebet und Om allein tun es nicht
Vor einem Lotusaltarzu sitzen
Während Kinder ihrem Henker entgegenstolpern
Nervöses Gelächter hält dich zurück
Das zu tun, was nötig ist
Man sieht es dir an – den Ausdruck des letzten Gefechts
Kein Ende zu sehen, nicht im Wald, nicht im Laden
Der Lärm gehackter Körper – zack, zack
Es hat gerade erst begonnen
Geburt ist blutig – sagte sie, so viele Töne Rot
Du weißt nicht, wie es ist, ist man erst tot.
Du hörtest, dass sie beunruhigende Dinge planten

Was hielt dich ab, dagegen einzuschreiten?
Du bist gefangen in deinem Gehorsam bis zur
	Unwirksamkeit.
Woher die Angst, gedemütigt zu werden? Warum nicht
	aus der Reihe tanzen?
Oh, schau dir den Ausdruck auf deinem Gesicht an!
Schuld lähmt deinen Mund, du kannst nicht sprechen
Lügen füllen deine Ohren, ersticken die Schreie
Füße wie Blei im Asphalt, vergessend, wer du wirklich bist
Was ist nun zu tun?
Erinnere dich dennoch und sage etwas … irgendwas
Durchbrich die Deformation
Mit einer Stimme von der Farm oder vom Schlachthof
Wenn dein eigener Tod naht
Wirst du verstehen, dass das Einzige
Was du jemals im Leben hattest, der Einfluss
	auf andere war
Dein Ende wird kommen, wird hereingekrochen kommen
	wie ein Klapperschlange
Ist es Zeit zu gehen, wirst du den Ausdruck auf deinem
	Gesicht sehen
Niemals hattet du Zeit, vor allem keine Zeit zu verlieren
Dein Körper wird sich dem letzten Atemzug
	entgegenstrecken, so gib dein Bestes
und sieh, dass alles, was dir das Leben bringt,
	aus deinem Inneren entspringt
Nichts und niemand entstammt nicht aus dir
Durchbrich mit dem Atem die Deformation
Nimm in deinen schillernden Körper das Mosaik dieser
	Trugbilder auf
Mit einer Umarmung des Erkennens
Erlaub Schwarz und Weiß, kunterbunt zusammenzufließen
Und geh ein in die Zukunft, ohne zu wissen, wohin.

epilog

Schuld hält das traurige Spiel im Gang.
Sie stiehlt dir deinen Reichtum – du verschenkst ihn
an einen Dummen, der keine Ahnung von Geld hat.
Mein Lieber, wach auf. **Hafiz**

Yoga ist nicht für jeden geeignet. Yoga ist für diejenigen, die frei sein wollen und daran glauben, dass Befreiung möglich ist. Nicht jeder möchte frei sein oder überhaupt anerkennen, dass er sich in Gefangenschaft befindet. Nicht jeder erkennt, dass er mit seinen Handlungen auf seine eigene Freiheit und die Freiheit anderer Einfluss nimmt. Es liegt nicht in unserer Verantwortung zu beurteilen, was andere tun. Es ist unsere Aufgabe, an uns selbst zu arbeiten. Wir müssen verkörpern, was wir als gut und schön empfinden, ohne darauf zu warten, dass andere uns führen.

Jeder, der heute beginnt, Yoga zu üben, ist kein Anfänger mehr. Allein das Interesse an diesen uralten Praktiken zur Befreiung zeugt davon, dass man diese vorher viele Leben lang ausgeführt hat. Um verstehen zu können, welche unermesslichen Möglichkeiten Yoga bietet, muss eine Person ihre Eignung schon in früheren Leben unter Beweis gestellt haben. Ein Yogi wird mit dem Wunsch nach Freiheit geboren. Deshalb sollte und kann niemand zum Yoga bekehrt werden. „Unwissende Heiden" zum Glauben missionieren zu wollen funktioniert in diesem Fall nicht. Menschen zu Yoga zu zwingen, weil es gut für sie und den Planeten ist, ist eine abstruse Idee.

Die Zahl der Menschen auf der Welt, die Yoga üben, steigt. Wir sind privilegiert, dass wir Zugang zu diesen uralten Lehren und Methoden haben, die uns Techniken anbieten, um durch Mitgefühl und Güte Freude und Freiheit in die Welt zu bringen. Wir Menschen mögen die gegenwärtige globale Krisensituation verursacht haben, aber die katastrophalen Konsequenzen müssen nicht zum Tragen kommen. Wir haben es in der Hand und im Herzen, die Zukunft unseres Planeten noch zu verändern.

Freiheit ist nicht für jedermann, aber sie mag etwas für dich sein. Yoga lehrt uns die Wahrheit durch direkte Erfahrung und kann uns dadurch befreien. Nun steht die Tür des Käfigs offen, aber es wird uns keiner zwingen, unser Gefängnis zu verlassen. Die Wahl bleibt immer uns selbst überlassen. Es liegt seit je an uns. Es ist uns tatsächlich möglich, die Ketten, die uns an das Rad von Samsara fesseln, zu lösen. Was auch immer wir in unserem Leben haben wollen, wir sollten es zuerst für andere erschaffen. Durch das Verständnis der Wirkung von Karma erkennen wir, wie groß der Einfluss ist, den unsere Taten auf die Welt haben. Wir erkennen, dass der Zwang und das Leid, das es auf der Welt gibt, dadurch entstehen, dass wir andere in Gefangenschaft halten und ihnen Leid zufügen. Um andere befreien zu können, müssen wir zuerst uns selbst befreien.

Unsere Beziehung zu den Tieren spiegelt unsere Beziehung zur Natur wider. Wenn wir aufhören, die Tiere zu versklaven und sie als Nutzobjekte zu betrachten, brechen wir die Konditionierung auf, die uns über Tausende von Jahren niedergehalten hat. Wenn wir „nein" zum Verzehr von Fleisch, Milch und Blut anderer sagen, sagen wir „ja" zur Freiheit. Wir werden als spirituelle Wesen frei, spüren die Zusammenhänge und uns als Teil allen Lebens. Höre auf, andere zu verurteilen. Erinnere dich, dass sie, genau wie du, immer ihr Bestes tun. Wenn du mit dem Finger auf jemanden zeigst, erinnere dich daran, dass drei deiner Finger in deine Richtung weisen. Wenn du aufhörst, andere zu beschuldigen, wirst du feststellen, wie viel Zeit du plötzlich hast, um an dir selbst zu arbeiten. Versuche nicht die ganze Welt zu verändern. Räume zunächst bei dir selbst auf. Je liebenswürdiger du selbst wirst, desto liebenswürdiger wird auch die Welt.

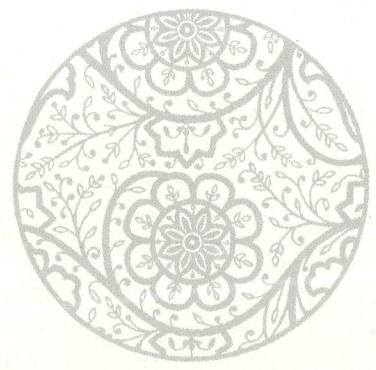

anhang 1
Häufig gestellte Fragen

1. Frage: Ich will Yoga üben, weil es gut für den Körper ist. Warum sollte ich mich mit Vegetarismus, der Umwelt oder politischem Aktivismus befassen?

Antwort: Was hat mehr mit dem Körper zu tun als das, was wir essen, wo wir leben und mit wem wir zusammenleben?

2. F: Menschen haben immer schon Fleisch gegessen. Es ist natürlich, sogar Tiere essen das Fleisch anderer Tiere. Sollten wir als Yogis nicht versuchen, ein möglichst natürliches Leben zu führen?

A: Einige Fleischesser verteidigen ihren Fleischkonsum mit dem Argument, es sei natürlich, Fleisch zu essen; in freier Wildbahn fräßen Tiere sich auch gegenseitig. Die Tiere, die auf unserem Tisch landen, sind allerdings nicht die Tiere, die normalerweise andere Tiere fressen. Die Tiere, die wir verzehren, sind nicht die Löwen, Tiger und Bären dieser Welt. Wir essen die sanften, vegan lebenden Tiere. Dennoch werden diese Tiere heutzutage in den Großmastbetrieben dazu gezwungen, Fleisch zu fressen, das ihnen zerstückelt unter das Futter gemengt wird. Das würden sie in der Natur niemals tun.

Löwen und andere Raubtiere essen Fleisch, aber das bedeutet nicht, dass wir das tun sollten. Sie würden sterben, wenn sie kein Fleisch äßen. Im Gegensatz dazu kann sich der Mensch entscheiden, ob er Fleisch isst oder nicht; es ist keine physiologische Notwendigkeit. Tatsächlich sind wir anatomisch dazu angelegt, vegetarisch zu leben (siehe dazu Frage 4). Löwen und andere

Fleischfresser tun viele andere Dinge, außer nur Fleisch zu fressen. Sie leben im Freien, nicht in Häusern, sie tragen keine Kleidung und fahren keine Autos. Warum sollte man nur eines der Dinge aufführen, die sie tun, um es als Argument zu benutzen, sie genau in dieser Hinsicht nachzuahmen? Das ergibt keinen Sinn.

Außerdem gibt es viele Aktivitäten, denen die Menschen „schon immer" nachgegangen sind. Aus diesem Blickwinkel heraus könnte man argumentieren, dass es gerechtfertigt ist, Fleisch zu essen. Allerdings haben Männer auch seit Tausenden von Jahren Frauen vergewaltigt. Bedeutet das, dass es normal ist und dass sie es weiter tun sollten? Nein, die Menschen haben Vergewaltigung als Verbrechen anerkannt. Yoga untersucht alle schon lang bestehenden Gewohnheiten und Verhaltensweisen und misst sie an einem Kriterium: Bringt diese Handlung mich und die Welt der Erleuchtung näher?

Ein Yogi ist klug genug, in Betracht zu ziehen, dass das Rad von *Samsara,* der Kreislauf von Geburt, Leben und Tod, aufrechterhalten wird, wenn man jemand anderem Schaden zufügt. Der Yogi möchte sich von Samsara befreien. Aus diesem Grund isst er kein Fleisch, weil es die Art von Karma erschafft, die uns daran bindet.

3. F: Wie sieht es mit den Eskimos aus?

A: Jeder, aber auch jeder wird ernten, was er sät. Es gibt keine Ausnahmen bei den karmischen Gesetzen. Aufgrund des Mangels an Pflanzen verzehren die in der Arktis lebenden Eskimos große Mengen Fleisch und Tierfett. Sie haben allerdings auch weltweit die höchste Rate an Herzkrankheiten und Osteoporose[51] und ganz allgemein die kürzeste Lebensdauer.[52] Das sollte man in Betracht ziehen.

4. F: Sind Menschen nicht genetisch darauf ausgerichtet, Fleisch zu essen oder zumindest alles zu essen?

A: Die anatomischen und physiologischen Fakten sagen etwas anderes. Wir haben kleine, flache Münder mit kleinen Zähnen. Wir haben keine langen, scharfen Reißzähne, um Fleisch

---

51) R. Mazees, *Bone Mineral Content of North Alaskan Eskimos,* American Journal of Clinical Nutrition 9 (1974), S. 916–925.
52) Geoff Bond, *Deadly Harvest: The Intimate Relationship Between Our Health and Our Food* (Square One Publishers, 2007), S. 91.

zu zerteilen. Wir haben vorne Schneidezähne, um zu beißen, und Backenzähne an den Seiten, um zu kauen, Früchte und Gemüse zu zermalmen. Unsere Zähne sind nicht stark genug, um harte Dinge wie Knochen zu kauen und zu zermalmen, wohingegen die Zähne der Fleischfresser dies sehr wohl sind. Wir haben einen Kiefer, der in kreisenden Bewegungen hin und her bewegt werden kann, ein weiteres gutes Hilfsmittel, um Pflanzen zu zermahlen. Fleisch- und Allesfresser haben Kiefer, die sich wie ein Scharnier öffnen und schließen. Sie kauen normalerweise ihre Nahrung nicht, bevor sie sie schlucken, was sie auch nicht brauchen. Im Gegensatz zu uns enthält ihr Speichel nicht so viel vom Enzym Ptyalin, das die komplexen Kohlenhydrate unserer pflanzlichen Nahrung aufspalten könnte. Wenn wir unsere Nahrung gekaut und geschluckt haben, wandert sie durch einen sehr langen Verdauungstrakt, der allerdings nicht ganz so lang ist, wie der unserer Pflanzen fressenden Freunde, der Rinder, Pferde und Schafe. Fleischfressende Tierarten haben einen vergleichsweise kurzen Verdauungstrakt, der es ihnen erlaubt, die Nahrung schneller wieder auszuscheiden, so dass das Fleisch nicht stecken bleibt, vor sich hin zu faulen beginnt und Krankheiten verursachen kann.

Weil wir keine scharfen Zähne haben, nicht so schnell auf den Beinen unterwegs sind und nicht mit blitzschnellem Reaktionsvermögen ausgestattet sind, wäre es für uns sehr schwierig, ein Tier im Lauf einzuholen, es mit bloßen Händen zu fangen und uns durch sein Fell zu arbeiten, um es essen zu können. Biologisch gesehen sind wir darauf ausgerichtet, Pflanzenfresser zu sein, die sich hauptsächlich von Früchten, Samen, Wurzeln und Blättern ernähren.

Menschen sind nicht auf das Fleisch anderer Tiere angewiesen, um zu überleben, wohingegen einige Tiere Fleischfresser sind und nicht allein von Pflanzen leben können. Menschen haben die Wahl, ob sie Fleisch essen oder nicht. Wir wurden durch unsere Kultur (Familie, Werbung etc.) darauf konditioniert, dazu erzogen und gezwungen, das Fleisch anderer Tiere zu essen und deren Milch zu trinken. Aus dieser Konditionierung heraus, die sich über einen langen Zeitraum hinweg ereignet hat, haben wir ein süchtig machendes Essverhalten entwickelt und blenden die Fakten bezüglich unserer wahren biologischen Bedürfnisse komplett aus.

5. F: Wenn wir alle Vegetarier würden, würde es genug Pflanzen geben, um uns alle zu ernähren?

A: Wenn wir aufhören, unser Getreide an die Nutztiere zu verfüttern, könnten wir den Hunger auf der Welt entscheidend verringern. Bereits eine Minderung des Fleischverbrauchs um 10 Prozent würde genug Getreide liefern, um alle Menschen, die jedes Jahr weltweit verhungern – es handelt sich um etwa 60 Millionen[53] –, damit zu ernähren. Der buddhistische Lehrer Thich Nhat Hanh sagt: „Jeden Tag sterben 40.000 Kinder an Unterernährung. Wir, die wir uns im Westen überessen, die wir unser Getreide an die Tiere, die zu Fleisch verarbeitet werden, verfüttern, essen das Fleisch dieser Kinder."[54]

6. F: Was würde mit den Nutztieren geschehen, wenn wir aufhörten, sie zu essen und sie frei ließen? Wo würden sie hingehen? Seit Tausenden von Jahren wurden sie domestiziert; sie haben noch niemals eigenständig gelebt. Wäre es nicht auch eine Form von Grausamkeit, wenn wir uns nicht mehr um sie kümmerten?

A: Das gleiche Argument haben die weißen Sklavenhalter in den USA im 19. Jahrhundert verwendet, als sie ihr Recht auf Sklavenhaltung verteidigt haben. Ja, wir haben diese Tiere ihrer Wildheit beraubt, und es besteht die Möglichkeit, dass sie nicht mehr in ihren Ursprungszustand zurückkehren können, selbst wenn alle Türen der Großmastbetriebe offen stehen sollten. Wir haben diese Tiere biologisch und emotional extrem verändert, haben sie jeder Möglichkeit beraubt, die Fähigkeiten zu entwickeln, um miteinander und mit ihrer Umwelt im Einklang zu leben. Dieser erniedrigende Prozess geschieht bereits über Tausende von Generationen hinweg. Der erste Schritt ist es, den Missbrauch zu beenden: aufzuhören, sie durch grausame künstliche Befruchtung zu züchten. Es mag unrealistisch sein, sie alle sofort freizulassen, aber es ist realistisch, anzuerkennen, dass wir Menschen sehr erfinderisch sind. Wenn wir das Problem wirklich in Betracht ziehen, werden wir zweifellos eine Lösung und letztendlich einen Weg finden, die Tiere freizulassen. Und sobald wir das tun, werden auch wir frei.

---

53) Boyce Resenberger, *Curb on US Waste Urged to Help World´s Hungry,* New York Times 25. Okt. 1974.
54) Thich Nhat Hanh, *Creating True Peace* (New York: Simon & Schuster, 2003), S. 77.

7. F: Wenn uns Yoga doch lehrt, dass alles Leben heilig ist, wo ist dann der Unterschied, ob ich eine Karotte oder einen Hamburger esse?

A: Ja, alles Leben ist heilig, und es gibt sogar wissenschaftliche Beweise, dass Pflanzen auch Gefühle haben. Hierzu ist es gut zu wissen, dass Patañjali in den Yoga-Sutras Ahimsa oder Gewaltlosigkeit als eine „Praxis" beschreibt. Das impliziert, dass man sie nie perfekt beherrschen wird. Man tut sein Bestes, um möglichst wenig Schaden anzurichten. Er empfiehlt außerdem Aparigraha, die Praxis, nicht zu gierig zu sein und zu viel anzuhäufen. Die Tiere, die wir verzehren, fressen Unmengen von Pflanzen. Wenn man ein Tier isst, isst man auch die Pflanzen, die es gefressen hat. Insgesamt brauchen diese Nutztiere Unmengen an Nahrung und Land. Man braucht acht oder neun Rinder, um einen durchschnittlichen Fleischesser im Jahr zu ernähren. Jedes Rind frisst etwa einen halben Hektar grüner Pflanzen, Sojabohnen und Mais. Man braucht also etwa vier Hektar an Pflanzen, um einen Fleischesser zu versorgen; im Vergleich dazu verbraucht ein Vegetarier weniger als einen Viertel Hektar, um sich zu ernähren.[55] Viele der Pflanzen, die angebaut werden, um unsere Nutztiere zu füttern, sind schwer belastet mit Pestiziden und wurden gentechnisch verändert. All dies trägt dazu bei, dass unsere Umwelt verschmutzt und zerstört wird. Um möglichst wenig Schaden anzurichten, ist die vegetarische Ernährung die bessere, weil ein Vegetarier gleich die Pflanzen isst, anstatt Tiere zu essen, die mit Pflanzen ernährt wurden.

8. F: Ist nicht das eigentliche Problem die menschliche Überbevölkerung und nicht das Fleischessen?

A: Der Zuwachs der menschlichen Bevölkerung ist ein Problem, weil die meisten Menschen mehr konsumieren, als sie wirklich brauchen. Die Ressourcen der Erde erreichen ihre Grenzen, wenn es darum geht, die Bedürfnisse und Wünsche der menschlichen Bevölkerung zu erfüllen, die immer mehr und mehr zu werden scheinen. Die reicheren Länder haben begonnen, ihren Bevölkerungszuwachs einzudämmen, während in den ärmeren oder sogenannten Entwicklungsländern durchschnittlich mehr Kinder geboren werden. In den Vereinigten Staaten hat eine Familie im Durchschnitt zwei Kinder, in Afrika sind es fünf Kinder

---

55) Marc Bekoff, *Strolling with Our Kin* (New York: Lantern Books, 2000), S. 70.

pro Familie. Oberflächlich betrachtet könnte man sagen, dass Afrikaner zu viele Kinder haben und die Ressourcen der Erde belasten, während amerikanische Kinder in Familien geboren werden, die sie ernähren können. Allerdings verbraucht ein amerikanisches Kind ungefähr die gleiche Menge an Ressourcen wie 15 afrikanische Kinder.[56] Wenn sich also eine amerikanische Familie dazu entschließt, nur zwei Kinder zu haben, verbrauchen diese Ressourcen, die eine afrikanische Familie mit 30 Kindern verbrauchen würde! Außerdem werden diese Kinder zu einem Lebensstil erzogen, der sie dazu bringt, mehr zu verbrauchen, als nötig ist. Der übermäßige Konsum der Menschen ist ein größeres Problem als die menschliche Überbevölkerung, und der Verzehr von Fleisch ist Teil dieses Problems. Einige gut situierte Eltern sagen: „Ich habe das Recht, so viele Kinder zu haben, wie ich will, denn ich kann sie versorgen." Das mag wohl wahr sein, aber kann die Erde sie versorgen?

9. F: Bis vor Kurzem hat sich niemand über den Verzehr von Fleisch beschwert, bis die industriellen Betriebe immer mehr angewachsen sind und die grausame Behandlung in diesen Einrichtungen zum Alltag wurde. Könnten wir nicht wieder zu einfacheren Methoden der Tierzucht zurückgehen und nur noch kleine familienbetriebene Bauernhöfe unterstützen, auf denen Tiere human behandelt werden?

A: Bauernhöfe oder Farmen, ob klein oder groß, sind Orte, an denen Sklaven gehalten werden. Tiere werden gemästet, um gegessen zu werden, und missbraucht, um Honig, Milch, Fell, Wolle oder gar ganze Körperteile von ihnen zu erhalten. Sie werden zur Zucht genutzt, um noch mehr Tiere zu produzieren, die dann wieder ausgenutzt und letztendlich verkauft, geschlachtet und gegessen werden. Manche mögen argumentieren, dass eine „humane" Behandlung der Tiere vor ihrer Schlachtung Freiheitsentzug und Tötung rechtfertigt. Ist es ethisch, Lebewesen ihrer Freiheit zu berauben, wenn man ihnen ein gemütliches Gefängnis baut und sie mit Nahrung versorgt, bis sie fett genug sind, um geschlachtet zu werden? Egal von welcher Seite man es betrachtet, sind Farmen Orte, an denen Tiere gehalten werden, bevor sie geschlachtet und am Ende gegessen werden. Die Frage könnte

---

56) Roger-Marc Desouza, Frederick Meyerson, John S. Williams, *Critical Links: Population, Health, and the Environment*, Population Bulletin 58.3 (2003).

so gestellt werden: Macht es einen großen Unterschied, ob man sich mit den Tieren, die geschlachtet werden, anfreundet, oder ob man sie wie namenlose, gesichtslose Objekte sieht? Aus einer yogischen Perspektive heraus betrachtet, muss man die karmischen Folgen betrachten, wenn man andere als reine Nutzobjekte betrachtet, und die Konsequenzen sehen, wenn man aus dem Leid anderer Nutzen zieht.

10. F: Gibt es einen Unterschied zwischen Tierrechten und Tierschutz?

A: Ja. Tierrechtsaktivisten glauben, dass Tiere um ihrer selbst willen existieren und nicht dazu da sind, um vom Menschen ausgenutzt zu werden. Manche Tierrechtler nehmen einen abolitionistischen Standpunkt ein und sagen, wir haben kein moralisches Recht dazu, Tiere auf irgendeine Art auszunutzen. Die Aktivistin Ingrid Newkirk fasst es so zusammen: Tiere sind nicht dazu da, gegessen, angezogen, als Versuchskaninchen, zu Unterhaltungs- oder irgendwelchen anderen Zwecken benutzt zu werden. Tierschützer auf der anderen Seite glauben nicht daran, dass ein Tier um seiner selbst willen wichtig ist. Sie glauben, wenn wir uns um die Tiere sorgen und uns um ihr Wohlergehen kümmern, indem wir ihnen ein Leben verschaffen, das den Anschein von Glück, Freude und Gesundheit hat, ist es in Ordnung, sie für unsere Zwecke zu benutzen. Tierschützer beschäftigen sich mit der Lebensqualität der Tiere vor und während der Schlachtung und wollen, dass die Tiere „human" behandelt und geschlachtet werden. Tierschützer glauben nur bedingt, dass es unrecht ist, wenn der Mensch Tiere für seine Zwecke nutzt.

11. F: Sind Tiere eine niedrigere Lebensform als Menschen?

A: Es ist eine Obsession des Menschen, eine Hierarchie zu erschaffen, an dessen Spitze er selbst steht und die alle „anderen Tierarten" zusammenfasst und ihm einfach unterordnet. Der daraus resultierende Speziesismus erlaubt es uns, auf die Tiere herabzublicken und ihnen weniger Rechte und Beachtung zuzugestehen als dem Menschen. Um sie weiter in dieser niedrigen Position zu halten, argumentieren die Menschen, dass die Tiere nur aus dem Instinkt heraus handelten, dass sie keine Seelen hätten, dass sie nicht in dem Maße physischen Schmerz empfänden, wie wir das tun, und dass es ihnen an Bewusstsein ihrer selbst, kognitiver Intelligenz, Emotionen, Moral und Ethik mangele. Tatsächlich haben zahlreiche wissenschaftliche Tests und

Feldstudien zu der Schlussfolgerung geführt, dass Tiere zu den bewussten, intelligenten und emotionalen Wesen gehören. Sie sind keine Maschinen und können es spüren, wenn ihnen Schmerz zugefügt wird. Sie sind fähig, eine Vielzahl von Emotionen wie Einsamkeit, Scham, Trauer, Begehren, Depression, Aufregung, Panik, Angst und auch Freude, Erleuchterung, Überraschung, Glücklichsein, Zufriedenheit und Frieden zu empfinden. Manchmal legen einige von ihnen ein Verhalten an den Tag, das auf einen hoch entwickelten Sinn für Moral und Ethik schließen lässt. Sie mögen nicht die menschliche Sprache sprechen, auch wenn manchen Primaten die Amerikanische Zeichensprache (ASL) beigebracht werden konnte; nichtsdestotrotz besitzen sie Kommunikationsfähigkeiten und ausdrucksstarke eigene Sprachen, die bis jetzt noch kein Mensch verstanden hat – außer vielleicht Dr. Doolittle.

12. F: Warum haben Menschen über eine so lange Zeit hinweg Tiere so schlecht behandelt – sie eingesperrt, gequält, ausgebeutet und getötet?

A: Das ist die große Frage, die jeder von uns den Tieren und uns selbst beantworten muss. Vielleicht haben wir sie so schlecht behandelt, weil wir die Mittel dazu haben und es uns erlauben konnten. Vielleicht ist es der üble Versuch, uns stark zu fühlen, indem wir Macht ausüben über andere, die gegen unsere Massenvernichtungswaffen wehrlos sind (Giftstoffe, Bomben, Schuss- und Stichwaffen, Messer, Gabeln etc.). Vielleicht ist der Grund unsere Ahnungslosigkeit, denn wir erkennen nicht, dass wir das, was wir anderen antun, letztlich uns selbst antun. Vielleicht streben wir danach, uns unserer selbst zu vergewissern, indem wir andere beherrschen, weil wir nicht wissen, wer wir wirklich sind. Vielleicht sind uns unsere Handlungen so wenig bewusst, dass wir gar nicht realisieren, wie viel Leid wir für die Tiere, für diesen Planeten und uns selbst damit anrichten. Vielleicht sind wir unseren von Gier getriebenen Gewohnheiten so verfallen, dass wir unseren Wertekompass verloren haben und nicht mehr wissen, was richtig und was falsch ist. Vielleicht sind wir einfach der Masse gefolgt und haben unsere Annahmen über und unser Verhalten gegenüber anderen Wesen auf dieser Erde nicht hinterfragt. Vielleicht ist gesunder Menschenverstand gar nicht so verbreitet.

13. F: Sind alle Fleischesser schlechte Menschen, alle Veganer gute Menschen und alle Tiere unschuldige Opfer?

A: Nein. Jeder ist gefangen im Netz seiner Taten und ist an sein altes Karma (Handlungen) gebunden. „Gut" und „schlecht" sind relative Begriffe. Jede Handlung bringt uns an einen neuen Ort. Das Wissen über die karmischen Zusammenhänge sollte niemals dafür benutzt werden, andere zu verurteilen. Du solltest dich selbst fragen: Finde ich es gut, wohin ich mich bewege, oder sollte ich lieber die Richtung ändern? Durch die Yogapraxis kann man den Kurs des eigenen Lebens verändern, indem man sein Karma reinigt. Aber um das zu tun, muss man wissen, woher man kommt und wohin man will. Wenn wir in Patañjalis Sinne Aparigraha üben, werden wir nicht nur beginnen zu verstehen, woher wir kommen, sondern auch wohin wir gehen und wie unser Karma dazu beigetragen hat, dass wir uns dort befinden, wo wir gerade stehen.

14. F: Was bedeutet es, eine spirituelle Person zu sein?

A: Alle Lebewesen sind spirituelle Wesen, weil alles Leben atmet. Der Atem ist ein Zeichen, dass es eine Seele (Geist oder Spiritus) gibt. Das lateinische Wort für Seele, *spiritus*, bedeutet „Atem"; auf Aramäisch lautet es *ruha* und auf Hebräisch *ruach*. Selbst im Englischen wird das Wort Atem als „Lebenskraft, die Lebewesen zum Leben erweckt" definiert. Unser Atem verbindet uns mit der Luft, die alle Wesen atmen. Durch bewusstes Atmen erkennen wir die Verbindung mit allem Leben an. Es gibt Substanzen aus der Luft in unseren Lungen, die zuvor in den Lungen jedes einzelnen anderen Lebewesens waren, das je existiert hat. Im Wesentlichen bedeutet das, dass wir uns gegenseitig atmen (inspirieren). Zu leben bedeutet zu atmen. Zu leben und zu atmen mit einem ausschließlichen Fokus auf das eigene kleine Selbst, abgespalten vom Ganzen, ist die Definition von Egoismus. Der Feind der Seele ist das selbstsüchtige Ego, das annimmt, dass Freude entstehen könne, wenn man andere unglücklich macht und nicht im Einklang mit ihnen lebt. In vielen alten Sprachen bedeutet das Wort Feind „einer, der aus dem Rhythmus herausfällt; einer, der nicht im Einklang mit der größeren Gruppe schwingt."[57] Frei zu sein von dieser Disharmonie kann damit

---

57) Siehe Neil Douglas-Klotz, *The Hidden Gospel: Decoding the Spiritual Message of the Aramaic Jesus* (Wheaton, IL: Quest Books, 1999), S. 41–45.

beginnen, den Atem nicht mehr als „meinen" Atem zu betrachten. Wenn wir diese Vorstellung loslassen, begeben wir uns in eine gemeinsame Kraft des Lebens und gewinnen einen Sinn für den Einklang, der uns alle verbindet: den Atem, den Heiligen Geist. Wenn wir wissen wollen, ob jemand ein „spirituelles Wesen" ist, brauchen wir uns nur zu fragen: „Atmet er oder sie?" Wenn die Antwort Ja lautet, wissen wir, dass wir uns in der Anwesenheit eines spirituellen Wesens befinden.

15. F: Kann man Fleisch essen und trotzdem ein spiritueller Mensch sein?

A: Alle atmenden Wesen sind spirituell; das schließt alle ein, sei es Mensch oder Tier, seien es solche, die Fleisch verzehren, oder die, die als Vegetarier leben.

16. F: Kann jemand der Fleisch isst, ein Umweltschützer sein?

A: Meiner Meinung nach nein, wenn es sich um ein menschliches Wesen handelt. Das wäre ein Widerspruch in sich. Einem Umweltschützer liegt am Wohl der Umwelt, und er sorgt sich um das Leben auf der Erde. Tiere zu züchten, um sie zu essen, und alles, was damit zusammenhängt, ist die destruktivste Kraft, die auf das Ökosystem unseres Planeten einwirkt. Unser Planet kann der Gier der Milliarden von Menschen, die Tiere essen, einfach nicht mehr standhalten.

17. F: Wenn die karmischen Gesetze richtig sind, sollten wir dann nicht alle die Tatsache akzeptieren, dass die Tiere aufgrund ihres Karma leiden?

A: Es ist wahr, dass jedes Wesen als direkte Folge seiner vergangenen Handlungen sein Leben genießen kann oder leiden muss. Die Tiere in den industriellen Mastbetrieben mögen in ihrem vorigen Leben Fleisch essende Menschen gewesen sein; das wissen wir nicht, und es liegt auch nicht an uns, darüber zu urteilen. Nichtsdestotrotz gibt uns ihr Leiden die Möglichkeit einzuschreiten und dort Leid zu mindern, wo wir es sehen. Wenn wir Güte walten lassen, anstatt grausam zu sein, können wir die karmischen Ketten der Gewalt, auf die nur mehr Gewalt folgt, sprengen und somit zu einer friedlicheren Zukunft für alle beitragen.

18. F: Wieso sollte man sich um das Leiden der Tiere kümmern, wenn es doch so viele Menschen auf der Welt gibt, die leiden?

A: Damit Mitgefühl wirklich Mitgefühl ist, muss man aufhören diesen Unterschied zu machen. Mitgefühl ist grenzenlos, es umfasst alle Lebewesen. Wenn Yogis die Verbindung allen Lebens erkennen, müssen wir uns selbst von den Konditionierungen befreien, die uns zu der Annahme gebracht haben, dass es richtig sei, alle anderen Tiere von unseren Zielen wie Frieden, Freiheit und Glücklichsein auszuschließen. Wir müssen aufhören, uns als getrennt wahrzunehmen und als abgekoppelt vom restlichen Leben, als ob wir etwas Besonderes wären und die Naturgesetze für uns nicht gelten würden. Außerdem entsteht dadurch, wie wir die Tiere behandeln, das meiste Leid auf der Welt, von Armut, Hunger, Krankheit, Krieg bis hin zum Mangel an Frischluft und sauberem Wasser.

19. F: Sollten wir als spirituell Übende nicht ein einfacheres Leben führen und einfach normal essen, anstatt so wählerisch zu sein? Vegetarismus scheint so kompliziert zu sein!

A: Diese Aussage spricht für die Wirkung der Werbekampagnen, die von den Nutztierindustrien gesponsert werden. Diese erzählen uns, dass eine Ernährung, die uns nicht guttut und uns sogar schadet, „normal" sei, und stellen eine Ernährung, die unsere Gesundheit, unser Glück und unser Wohlergehen fördert, als alternativ, versponnen oder sogar als eine Marotte dar. Tatsächlich ist es relativ einfach, vegane Varianten in Restaurants und Supermärkten zu finden, obwohl man manchmal noch nachfragen muss. Darüber hinaus ist es eine Tatsache, dass es viel komplizierter ist, ein Tier zu züchten, zu füttern, zu schlachten, zu verarbeiten, zu verpacken und dann zu verkaufen, als Pflanzen anzubauen.

20. F: Ich esse kein Fleisch, aber ich esse Fisch. Ist das nicht in Ordnung? Ist es nicht wahr, dass Fische, weil sie Kaltblüter sind, keinen Schmerz empfinden?

A: Eigentlich sind Fische sehr sensible Wesen, die ein hoch entwickeltes Nervensystem haben. Sie fühlen Schmerzen sehr intensiv. Wenn sie nicht wie wir Schmerz fühlten, hätten sie nicht überlebt. Ihr Nervensystem schüttet als Reaktion auf Schmerz wie unseres opiatgleiche schmerzhemmende Beta-Endorphine aus.[58] Hier ist ein Beispiel, das zeigt, wie sensibel ein Fisch wirklich ist: Wenn du ein Fisch wärst und eine Türklinke anfasstest, könntest du jede Person, die im Lauf des Tages diese Türklinke berührt hat, wahrnehmen.[59] Hast du schon einmal gesehen, wie Fische in einem Schwarm mit ihren Fischgefährten schwimmen können, ohne jemals aneinanderzustoßen? Das können sie nur aufgrund ihrer hoch entwickelten Sinne im Körper, die sie dazu befähigen, nicht nur die Bewegung des Wassers an ihrer Haut, sondern auch die Anwesenheit anderer Wesen, die sich in der Nähe befinden, zu fühlen.

Fischen ist keine freundliche Tätigkeit; es ist nicht anderes als Jagen im Wasser. Fische sind sehr komplexe Wesen, die sich ihre Partner aussuchen, Worte benutzen, um sich zu verständigen, Nester bauen, zusammenarbeiten, um Futter zu finden, ein Langzeitgedächtnis haben und Werkzeuge benutzen.[60]

21. F: Wenn wir Fisch essen, ist es zumindest sauberer und trägt nicht so zur Verschmutzung der Umwelt bei wie der Verzehr von Rind oder Schwein, oder?

A: Das ist nicht richtig. Auch das Fischen fordert seine Opfer vom Ökosystem des Planeten. Wir machen die Ozeane, Meere, Seen und Flüsse leer, indem wir sie abfischen. Riesige Fangschiffe kratzen vom Meeresboden alles zusammen und fangen alles ein. Viele Lebewesen erleiden das bedauernswerte Schicksal, in den Netzen miteingefangen zu werden. Bei grob geschätzt einem Drittel dessen, das eingefangen wird, handelt es sich nicht um gewinnbringenden Fisch, sondern um andere Meerestiere wie Schildkröten, Wale, Delphine, Seehunde und Seevögel.[61] Von der Fischindustrie werden diese Tiere als Beifang bezeichnet. Schwer traumatisiert und verwundet werden diese, tot oder lebendig, später wieder ins Meer zurückgeworfen.

Um der riesigen Nachfrage nach Fisch nachkommen zu können, kann die Industrie sich nicht länger auf den Fang von wildem Fisch konzentrieren. Jetzt wird auch mit den Fischen gemacht,

---

58) Pamela Rice, *101 Reasons Why I´m a Vegetarian* (New York: Lantern Books, 2005), S. 168-169.
59) Peter Redgrove, *The Black Goddess and the Unseen Real* (New York: Grove Press, 1987), S. 21.
60) Eine empfehlenswerte Seite hierzu ist *www.nofishing.net*.
61) Will Tuttle, *The World Peace Diet* (New York: Lantern Books, 2005), S. 102.

was den wilden Rindern, Schafen, Ziegen, Hühnern und Enten vor Tausenden von Jahren geschehen ist: Wir pferchen sie ein. Diese schwimmenden Fischfarmen oder Fischzuchten sind – wie ihre Entsprechung an Land – Orte, an denen gentechnisch manipuliert wird. Sie tragen wie jeder andere Zuchtbetrieb durch die giftigen Abfallstoffe und Rückstände zur Verschmutzung der Meere bei. Viele gentechisch „veränderte" Fische entfliehen aus den Absperrungen der überfüllten schwimmenden Gefängnisse, um sich unter ihre wilden Fischverwandten zu mischen und sich mit ihnen zu paaren. Dabei werden den noch wild lebenden Arten irreparable Schäden zugefügt.

Die heutige Fischzuchtindustrie liefert auch Fisch an die Viehzuchtbetriebe. Über fünfzig Prozent des gefangenen Fisches wird an Vieh in industriellen Großbetrieben und „normalen" Farmen verfüttert.[62] Er ist ein Bestandteil des angereicherten „Futtermehls", das dem Viehbestand gefüttert wird. Farmtiere wie Rinder, die von Natur aus vegan leben, werden routinemäßig gezwungen, Fisch, Fleisch, Blut und die Exkremente anderer Tiere zu fressen. Man braucht 16 Pfund Getreide, um ein Pfund Rindfleisch zu erhalten, aber man braucht sogar hundert Pfund Fisch für ein Pfund Rindfleisch.[63]

22. F: Ist es in Ordnung, Bio-Milch zu trinken?

A: Kühe, die mit biologischer Nahrung gefüttert werden, leben dennoch auf den Höfen nicht in Freiheit, egal ob es sich dabei um große industrielle Viehzuchtbetriebe oder um kleine Familienbetriebe handelt. Als Yogi, der Einblick in die Wirkungsweise des Karma hat, muss man sich die Frage stellen: „Wenn ich nach Freiheit strebe, kann es dann zuträglich sein, wenn ich andere Wesen ihrer Freiheit beraube?" Wir selbst können niemals frei sein, wenn wir anderen ihre Freiheit nehmen. Abgesehen davon endet jede Milchkuh, egal, was ihr gefüttert wurde, irgendwann im Schlachthaus.

23. F: Müssen Kühe nicht gemolken werden? Ist es nicht grausam, sie nicht zu melken?

A: Wie jedes andere Säugetier (einschließlich des weiblichen Menschen) gibt eine Kuh keine Milch, solange sie nicht schwanger

---

62) S. Holt, *The Food Resources of the Ocean,* Scientific American 221 (1969), S. 178–194.
63) Paul Watson, *Consider the Fishes,* VegNews März/April 2003, S. 27.

ist oder ein Junges geboren hat. Die Milch, die ihr Körper produziert, ist für die Ernährung des Kalbs bestimmt. In unseren modernen Molkereien werden die Kälbchen nicht länger als ein paar Stunden von ihren Müttern gesäugt. Sie werden ihnen weggenommen und mit synthetischen Rezepturen voller wachstumsfördernder Medikamente und anderer Arzneimitteln gefüttert, während wir die Milch für uns stehlen. Die Bauern profitieren finanziell von diesem Diebstahl und dieser Erniedrigung. Wir sind die einzigen Tiere, die die Milch anderer Arten stehlen und trinken.

Dr. Benjamin Spock, einer der führenden Experten auf dem Gebiet der Kinderernährung, druckte eine Entschuldigung in der achten Ausgabe seines Bestsellers Säuglings- und Kinderpflege, dass er jemals Kuhmilch für Säuglinge empfohlen hatte. Er empfiehlt auch für Kinder eine vegetarische Ernährung. Er schreibt, dass Kinder reichlich Protein und Eisen aus Gemüse, Bohnen und anderer pflanzlicher Nahrung erhalten können und dass damit auch Fette und Cholesterin der tierischen Produkte gemieden werden.

24. F: Sind Kühe nicht heilig für Yogis? Werden Milch und Ghee vom Yogi nicht als perfekte sattvische Nahrungsmittel betrachtet?

A: Auch wenn die Yogatradition ihren Ursprung in Indien hat, wo die Kuh seit Tausenden von Jahren als heilig verehrt wird, haben sich die Zeiten geändert, seit Lord Krishna seine Flöte für die Kühe von Vrindavan spielte. Auch in Indien gibt es nun industrielle Viehzucht. Europäische Rinder wurden mit den einheimischen Rindern Indiens gepaart, und so ergab sich eine kurzbeinige Rasse, die nicht länger für die schwere Arbeit des Karrenziehens oder für den Ackerbau geeignet ist. Das beeinträchtigt die Fähigkeit der Kuh, Milch zu geben, nicht. Allerdings ist ungefähr die Hälfte der geborenen Kälber männlich. Was passiert mit den männlichen Kälbern, die in Milchviehbetrieben geboren werden? Ihre Körper enden auf dem riesigen Schwarzmarkt, der sich auf Rindfleisch und den Verkauf von anderen Rinderprodukten spezialisiert hat. Indien ist einer der führenden Exporteure von Leder in die USA und nach Europa. Das Gerben des Leders ist hochgiftig und verstümmelt und tötet Tausende von Menschen jedes Jahr. Da es in einigen indischen Staaten illegal ist, eine Kuh zu töten, gibt es viel Verleugnung und Heimlichkeiten, wenn es um die Ausbeutung der Kuh in Indien geht.

25. F: Wie bekomme ich genug Protein, wenn ich mich vegan ernähre?

A: Der tägliche Bedarf (ETD[64]) an Protein ist 50–70 Gramm; dieser kann leicht durch den Verzehr einer breiten Auswahl an pflanzlicher Nahrung gedeckt werden. Es ist ein Mythos, dass nur Tierprodukte Protein enthalten. Protein ist in Bohnen, Getreide, in Mandeln, Brokkoli, Pilzen und sogar in Kartoffeln zu finden. Es ist ebenfalls ein Mythos, dass man sorgfältig die Proteine aus pflanzlichen Quellen in jeder Mahlzeit miteinander kombinieren muss, um die empfohlene Tagesdosis zu decken. Das ist einfach nicht wahr. Wenn man über den Tag verschiedene pflanzliche Nahrungsmittel isst, deckt man seinen Proteinbedarf. Das Buch *Hoffnungsträger* von Frances und Anna Moore Lappé enthält weitere Informationen über dieses Thema.

26. F: Bekomme ich das Vitamin B_{12} durch eine vegane Ernährung?

A: Ein Veganer bekommt das Vitamin B_{12} durch Nahrungsergänzung oder Lebensmittel, die mit dem Vitamin B_{12} angereichert wurden. Wenn wir nicht so hygieneversessen wären, würden wir die angemessene Menge an Vitamin B_{12} aus der Erde, der Luft, dem Wasser und den Bakterien beziehen, die wir sorgfältig von unserem Gemüse waschen und schälen – und das aus gutem Grund, denn wir können nie wissen, ob unsere Erde nicht mit Pestiziden und Herbiziden verseucht wurde. Heute werden „gereifte" Nahrungsmittel wie Sauerkraut, Miso und Tempeh in hygienisch gesäuberten Edelstahlbehältern fermentiert, so dass sie uns nicht länger das nötige Vitamin B_{12} liefern können. Veganer sollten nicht mit dieser Thematik spaßen. Um sicherzustellen, dass man die kleine Tagesdosis (2,5 Mikrogramm) bekommt, kann man ein Nahrungsergänzungsmittel nehmen oder angereicherte Soja- oder Reismilch trinken. Nähere Informationen liefert das Buch *Becoming Vegan* (Vegan werden) von Brenda Davis und Vesanto Melina.

27. F: Muss ich nicht Milch trinken, um genug Kalzium zu bekommen?

A: Nein. Tatsächlich rauben das Trinken von Milch und der Verzehr von Milchprodukten dem Körper Kalzium und tragen zu Osteoporose bei. Wenn man dunkelgrünes Blattgemüse wie

---

64) Empfohlene Tagesdosis

Grünkohl, Blattkohl und anderes Blattgemüse isst, kann man sich auch mit einer veganen Ernährung ausreichend Kalzium zuführen. Bohnen, Tofu, Kraut und Brokkoli sind zusätzliche Kalziumquellen. Wenn man Zweifel hat, dass man die tausend Milligramm der empfohlenen Tagesdosis erhält, kann man mit Kalzium angereicherte Nahrungsmittel wie Säfte, Müsli, Soja- und Getreidegetränke oder auch ein Nahrungsergänzungsmittel zu sich nehmen. Außerdem trägt der sportliche Aspekt der Yoga-Asanapraxis zur Gesundheit und der Stabilität der Knochen bei. Sonnenlicht ist wichtig für die Fähigkeit des Körpers, Kalzium aus der Nahrung zu absorbieren. Es sollte sichergestellt werden, dass man jeden Tag genug Vitamin D durch Sonnenlicht erhält. Ungefähr fünfzehn bis zwanzig Minuten Sonne auf Gesicht und Hände ist normalerweise für die meisten von uns genug. Mehr Informationen und Rezepte liefert das Buch *CalciYum!* von David und Rachelle Bronfman.

28. F: Wie werde ich Veganer?

A: Man kann langsam beginnen, indem man zum Beispiel einen Tag die Woche vegan lebt. Man wählt einen Tag, und an diesem Tag isst man kein Fleisch, keine Milchprodukte, Eier oder Fisch. Das allein würde schon einen großen Unterschied für Gesundheit und Wohlbefinden machen. Eine andere Alternative ist es, Fleisch und Milchprodukte, eins nach dem anderen, aufzugeben, erst Milch, dann Fisch, dann Eier oder Fleisch. Es ist wichtig, sich zu erinnern, dass es nicht darum geht, sich selbst zu bestrafen oder sich selbst etwas vorzuenthalten, sondern darum, ein längeres, glücklicheres und gesünderes Leben für sich und den Planeten zu schaffen. Oder man kann auch sofort aufhören, an der Grausamkeit teilzuhaben; einfach vollständig aufhören. Warum sollte man, wenn man die Wahrheit über die Behandlung der Tiere kennt, sie jemals wieder essen wollen? Die Wahrheit wirkt befreiend. Die Tür unseres Käfigs steht offen, es ist Zeit, einfach hinauszugehen. Warum sollte man es nicht versuchen? Den eigenen Käfig für immer verlassen und niemals zurückkehren.

29. F: Wie kann ich zu einem wirkungsvollen Fürsprecher werden und meine Worte nutzen, die Menschen dazu zu bewegen, mehr Mitgefühl für die Tiere aufzubringen und das Fleischessen aufzugeben?

A: Sei selbst ein glücklicher Veganer. Sieh, dass jeder dir die Möglichkeit gibt, freundlich zu sein, Empathie und Mitgefühl für andere auszudrücken. Betrachte jeden, mit dem du sprichst, als heiliges Wesen. Sieh niemanden als gemein, dumm, frei von Mitgefühl oder als Person, die ausgerechnet dich brauchte, um erleuchtet zu werden. Wenn du Menschen nicht als mitfühlende Wesen sehen kannst, wie kannst du von ihnen erwarten, dass sie sich selbst so sehen?

Bevor du mit jemandem sprichst, frag dich selbst: Wie möchte ich, dass diese Person sich mit sich selbst fühlt? Ist dein Herz groß genug, dass du das höchste Potenzial dieser Person sehen kannst? Damit das passieren kann, musst du bereit sein, alle negativen Gedanken über ihn oder sie aufzugeben und dieser Person Raum für Veränderung zuzugestehen. Behalte im Kopf, dass andere immer unterschwellig deine Verachtung oder deinen Respekt spüren. Das wird bestimmen, ob sie deine Botschaft hören können. Was ist deine Zielsetzung, wenn du mit ihnen sprichst? Willst du nur deinem Ärger Luft machen, deine Überlegenheit bestärken, sie beschimpfen oder sich schuldig fühlen lassen? Oder willst du sie wirklich ermächtigen, sich selbst zum Besseren zu verändern und ein Mensch zu werden, der für Tiere kein Leid mehr verursacht? Wenn du wirklich willst, dass sie aufhören, Fleisch zu essen, musst du ihr Potenzial erkennen, dies zu tun, und dieses Potenzial direkt ansprechen.

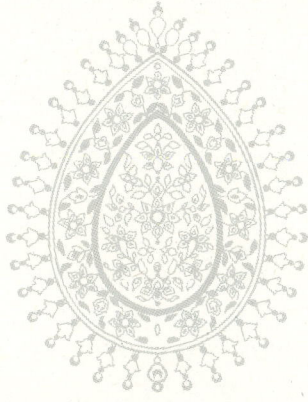

anhang 2
Erste Schritte zur veganen Ernährung

Die 21-Tage-Reinigung

Viele Ärzte stimmen überein, dass es ungefähr drei Wochen (21 Tage) dauert, bis sich die menschliche Verdauung von Giftstoffen befreit hat und wir uns von ungesunden Essgewohnheiten und biochemischen Abhängigkeiten gelöst haben. Fleisch und Milch machen abhängig. Wie ist das möglich? Dr. Neal Barnard erklärt in seinem Buch *Breaking the Food Seduction* (Der Versuchung durch Essen entgehen): „Wissenschaftliche Tests haben ergeben, dass Fleisch subtile drogenähnliche Qualitäten aufweist. [...] Wenn Fleisch die Zunge berührt, werden im Gehirn Opiate freigesetzt. [...] Fleisch sorgt für eine überraschend hohe Insulinausschüttung. [...] Insulin wiederum hängt mit der Freisetzung von Dopamin zwischen den Hirnzellen zusammen. [...] Dopamin ist die ultimative Wohlfühlsubstanz, die durch jede Droge – Opiate, Nikotin, Kokain, Alkohol, Amphetamine und allem anderen – ausgeschüttet wird."[65] Laut Dr. Barnard geschieht das Gleiche beim Konsum von Käse.

---

65) Neal Barnard, M.D. *Breaking the Food Seduction* (New York: St. Martin´s Griffin, 2003), S. 63–64.

Um mit einem beliebigen Ernährungsprogramm erfolgreich sein zu können, ist es zuerst wichtig, sich selbst mit Mitgefühl zu betrachten. Schuldgefühle und negative Projektionen sind niemals von Nutzen. Wenn man sich selbst von ungesunden Abhängigkeiten befreien kann, entdeckt man im eigenen Körper ein chemisches Labor, das einen mit dem angestrebten Wohlbefinden versorgt. Aber um unabhängig zu werden, muss man sich selbst erst die Möglichkeit gewähren, den Körper zu erfahren, wenn er keiner Sucht mehr unterliegt, so dass man die ihm angeborene Intelligenz spüren kann.

Man kann das Gefühl haben, dass es zu viel auf einmal ist, von einem Tag auf den anderen von der normalen westlichen Ernährung, die reich an Fleisch und Milchprodukten ist, auf eine hundertprozentig aus ökologischem Anbau stammende vegane Ernährung umzusteigen. Oder der eigene Zeitplan ist zu straff, um ganze 21 Tage dabeizubleiben. Das Wichtigste ist, sich nicht selbst unter Druck zu setzen, sich über Nacht verändern zu müssen. Versuche stattdessen, diese Ernährungsweise einen Tag lang beizubehalten, ohne auch nur die geringste Verpflichtung, dich den Rest deines Lebens vegan zu ernähren. Schon ein einziger Tag bringt so viel für deinen Körper, deinen Geist, die Tiere und unsere gesamte Welt.

Aber wenn du bereit sein solltest, dich ganz und gar auf das Abenteuer einzulassen, dann befolge 21 Tage diese einfache Ernährung und gönne deinen Verdauungsorganen eine Pause. Hilf dir selbst, einen sanften Übergang in eine gesündere Ernährung zu finden. Sie wird deinen Stoffwechsel neu starten und dir helfen, dich von den biochemischen Abhängigkeiten von Nahrungsmitteln, Drogen und Emotionen zu befreien.

Es handelt sich hierbei um keine Hungerkur. Du wirst ausreichend Ballaststoffe zu dir nehmen, nicht hungrig sein, und du wirst auch keine Probleme mit Verstopfung haben. Dieses Programm ist vegan und eliminiert alle tierischen Nahrungsmittel. Zusätzlich werden auch Weizen und Soja weggelassen, weil diese Nahrungsmittel oft allergische Reaktionen auslösen. Auf Öl wird verzichtet, um ungewolltes Gewicht zu reduzieren und um Gallenblase und Leber eine Pause von ihrer Arbeit der Fettverdauung zu gönnen. Medikamente[66], Alkohol und Kaffee entfallen, um den Kopf zu klären und dir zu erlauben, über deine Reaktion auf Stress nachzudenken. Verzicht auf Medikamente, Alkohol und Kaffee hilft dem Nervensystem und den inneren Organen – vor allem der Leber und den Nieren – zu entspannen, weil sie diese schwer abbaubaren Substanzen nicht mehr verarbeiten müssen.

Salz und Zucker werden nur in minimalen Mengen verwendet. Du wirst ein bisschen Salz durch das Salz aus den Meeresalgen der abendlichen Kitchari-Suppe und natürlichen Zucker aus Früchten und Saft bekommen. Salz wegzulassen unterstützt die Ausscheidung von Wasser aus dem Gewebe und reduziert Wassereinlagerungen und Schwellungen. Oft, wenn wir uns „fett" fühlen, ist es nicht Fett, das wir sehen, sondern eingelagertes Wasser. Zucker zu eliminieren hilft dem gesamten Stoffwechsel, sich auszugleichen und zu stabilisieren. Dadurch entstehen weniger Heißhunger und Gelüste.

Wenn die Nahrung, die wir essen, püriert oder zu einem Brei verarbeitet wird, hilft das unserer Verdauung und gibt auch unserem Kiefer eine Auszeit.

Stell sicher, dass alle Produkte aus biologischem Anbau stammen, um dem Körper und dem System, an dem wir alle teilhaben – der Erde – so wenig neue Schadstoffe wie möglich zuzuführen.

Du wirst zwei Mahlzeiten am Tag essen – Haferflocken zum Frühstück sowie eine breiähnliche Suppe und einen pürierten Salat zum Abendessen. Mittags gibt es eine Zwischenmahlzeit.

Hier ist eine Liste mit den Grundnahrungsmitteln, die man zur Hand haben sollte:
Haferflocken (nicht instant oder aus der Fertigpackung)
Haferkleie
Ungeschälter Reis
Rote Linsen
Geschälte grüne Erbsen
Kombu-Seetang
Äpfel
Karotten
Rote Bete
Zitronen
Gurken
Tomaten
Frisches dunkles Blattgemüse
    (Salat, Petersilie, Rucola, Kohl, Löwenzahn usw.)
Rohes Sauerkraut
Spirulina in Pulverform (Blaualge)
Auswahl an koffeinfreien Kräutertees
Abführtee

Nahrungsmittelergänzung – alles biologisch und vegan (keine Gelatinekapseln):
Aloe-vera-Saft (wenn möglich mit Fruchtfleisch)
Verdauungsenzyme
Acidophilus (ohne Milchbestandteile) als Tabletten oder Kapseln
Silicea (Schachtelhalm; verleiht dem Haar Glanz und bringt
    die Haut zum Strahlen)
Multivitamine
Vitamin B$_{12}$

---

66) Hier sind nur die entbehrlichen Medikamente gemeint, nicht solche, die auf ärztlichen Rat hin eingenommen werden müssen.

Die folgenden Geräte erleichtern die Zubereitung:
Mixer oder Küchenmaschine
Großer Suppentopf
  (Edelstahl – kein Aluminium oder Teflon-Beschichtung)
Kleiner Kochtopf
  (Edelstahl – kein Aluminium oder Teflon-Beschichtung)

Das Programm

Frühstück

Nach dem Aufstehen:
Auf leeren Magen das Verdauungsenzym nehmen und ca. 50 ml Aloe-vera-Saft trinken.
Eine Tasse Kräutertee ohne Milch oder Süßungsmittel (Kamille, Pfefferminz und Süßholz sind zu empfehlen).

Nach 20 Minuten:
Eine Schüssel Brei aus Haferflocken ohne Salz, Zucker, Sojamilch oder eine andere Art von Milch essen. Nach den Haferflocken Multivitamine, Vitamin-B_{12}- und Silicea-Tabletten nehmen.

Zwischenmahlzeit am Mittag

Wenn tagsüber ein Hungergefühl auftritt, mehr Kräutertee, frischen Gemüse- oder Obstsaft (nicht aus Flaschen, Dosen oder schon fertig hergestellt) und viel Wasser trinken.

Abendessen

20 Minuten vor dem Essen die Verdauungsenzyme und Acidophilus mit ca. 250 ml Wasser in Raumtemperatur nehmen und ca. 50 ml Aloe-vera-Saft trinken.
Eine Schüssel Kitchari essen.
Eine Schüssel pürierten rohen Salat essen.
Zwei Esslöffel rohes Sauerkraut essen.

Zubereitung des Haferbreis

Ungefähr 60 g rohe Haferflocken in einen Kochtopf geben, ca. 500 ml kaltes Wasser dazugeben. Das Ganze zum Kochen bringen, die Hitze reduzieren und auf kleiner Flamme für 10 Minuten köcheln lassen, dann servieren. Dies ergibt einen cremigen, suppenähnlichen Brei.

Zubereitung des Kitchari

Ungefähr 200 g rote Linsen (oder geschälte grüne Erbsen) und etwa 60 g ungeschälten Reis abmessen. In einen großen Kochtopf füllen und ca. 2,5 l Wasser und ein ca. 10 cm großes Stück Kombu-Seetang beifügen. Die Algen beeinflussen die Zusammensetzung der Linsen (wie auch aller anderen Bohnen) und machen sie leichter verdaulich. Das Ganze zum Kochen bringen und ungefähr eine Stunde köcheln lassen. Wenn man eine größere Menge zubereitet, kann man sie auch in den Kühlschrank stellen und noch ein paar Tage verwenden. Einfach wieder aufwärmen und gegebenenfalls Wasser hinzufügen.

Zubereitung des Salats

Alle Zutaten, die normalerweise in die Salatschüssel kommen, in den Mixer oder die Küchenmaschine geben. 1 Esslöffel Zitronensaft und ca. 250 ml Wasser hinzufügen, dann pürieren. (Kein Öl, Essig, Salz, Pfeffer hinzugeben!)

Hier ein Vorschlag für die Zutaten eines pürierten Salats:
Apfel
Karotte
Rote Bete
Gurke
3 Kirschtomaten
6 Blätter Romanasalat
6 Löwenzahnblätter
1 Teelöffel Spirulina (Blaualge) in Pulverform

Zubereitung von eigenem Sauerkraut
Auf der Seite www.wildfermentation.com gibt es ein Rezept auf Englisch. Ein veganes Rezept auf Deutsch finden Sie unter www.chefkoch.de. Es ist eigentlich sehr einfach. Man kann Sauerkraut natürlich auch kaufen, aber es ist wichtig, sicherzustellen, dass es roh ist.

Jeden Abend der ersten Woche vor dem Zubettgehen eine Tasse Kräuterabführtee trinken, um den Ausscheidungsprozess zu fördern. Im Laufe der Tage reduzieren und schließlich nur noch trinken, falls es morgens Probleme mit dem Stuhlgang geben sollte.

anhang 3
Yoga auf der Matte

Yoga-Asanas sind eine bewusste spirituelle Praxis – ein *Sadhana,* der reinigen kann und hilft, unsere Beziehungen zu anderen zu heilen, wenn wir die Praktiken der Yamas in unsere Übungen auf der Matte integrieren. Das Üben kann die Wahrnehmung unserer selbst und der anderen klären und führt zur Erleuchtung, d.h. zur Erkenntnis, dass alles eins ist.

Fortgeschrittene Yogis wissen, dass sie nicht ihr Körper und nicht ihr Geist sind, sondern vielmehr einen Körper und einen Geist „haben". Das wahre Selbst währt ewig. Diese Erkenntnis kann sich dennoch als sehr herausfordernd erweisen. Unsere Körper bestehen aus unserem vergangenen Karma, das uns in die Erfahrung der Geburt hineinbefördert hat, die uns wiederum die Möglichkeit gibt, zu leben und zu erkennen, dass wir weit mehr sind als nur dieses Mittel zum Zweck, dieser „Behälter" aus Körper und Geist.

Asana bedeutet „Sitz", und mit Sitz ist die Verbindung zur Erde gemeint. Das Wort „Erde" umfasst alle Wesen und Dinge. *Chakra* bedeutet „Rad." Ein Chakra ist das Tor, durch das wir die Realität wahrnehmen. Unsere Fähigkeit, verschiedene Ebenen der Realität zu sehen, spiegelt sich im energetischen Gefüge aus Leichtigkeit oder Leiden in unseren Beziehungen. Die Krankheit der Trennung von uns selbst und anderen ist in unserer Zeit weit verbreitet. Diese Spaltung veranlasst uns, andere zu verletzen und sie aus-zunutzen, was wiederum zur Folge hat, dass sowohl die anderen als auch wir selbst unglücklich und krank werden.

Jedes Asana wird einem bestimmten Chakra zugeord-net und korrespondiert somit mit einer bestimmten Art von Beziehung. Das Üben von Asanas ist eine praktische Methode, unsere Beziehungen zu reinigen und unsere wahre Natur wieder zum Vorschein zu bringen, die nicht getrennt, sondern verbunden mit allem ist.

Karma bedeutet „Handlung", es schließt jeden Gedan-ken, jedes Wort und jede Tat, die wir jemals unternommen haben, mit ein. Es ist ein Fakt, dass wir nicht nur für uns alleine handeln – unsere Gedanken, Worte und Taten wer-den immer mit anderen zusammenhängen. Unser Karma bindet uns an unsere Beziehungen zu anderen. Weil unsere Körper aus vergangenem Karma bestehen, gibt uns jedes Asana die Möglichkeit, auf diese Beziehungen zurückzu-greifen und sie zu heilen. Die Klärung dieser Beziehungen heilt das Leiden des Getrenntseins und erschafft wieder einen gesunden Körper und Geist, die fähig sind, Frieden und Glück zu verkörpern und weiterzutragen.

Wenn man der Asanapraxis die Intention voranstellt, vergangene Beziehungen zu lösen, erlaubt dir die Erfah-rung jedes Asanas, dich an diese vergangenen Beziehun-gen zu erinnern. Wenn Schmerz, Zweifel oder Verspannung entstehen, bedanke dich still bei den anderen in deinem Leben. Die folgende Beschreibung kann dir helfen, über die heilende Wirkung des Asanas auf deine Beziehungen zu reflektieren, um sie dann mit Liebe, Vergebung und Dankbarkeit auf der Yogamatte aufzulösen.

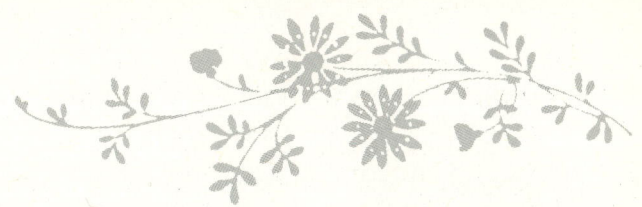

Erstes Chakra: mūlādhārā
(Wurzel)
Standhaltungen

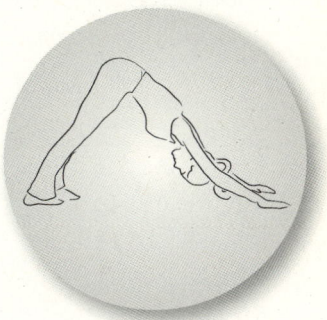

Karmische Beziehungen:
Mutter Erde, Natur, Eltern, Zuhause,
Job, Geld, Chef, Arbeitsplatz

Deine spirituelle Reise beginnt mit dem Anerkennen deiner Körperlichkeit durch die Hingabe an die Große Göttin, Mutter Natur. Wenn du nicht mit deinen Eltern im Reinen bist und nicht zufrieden mit deinem Körper, deinem Zuhause und deinem Job, wirst du dich nicht weiterentwickeln können. Du klärst das Fundament, wenn du erkennst, dass alles Leben heilig ist. Deine Verbindung zur Erde muss auf Stabilität und Freude beruhen, nicht nur um deiner selbst willen, sondern für die ganze Welt und alle Wesen.

Das Üben der Standhaltungen entwickelt Stabilität und beseitigt Angst.

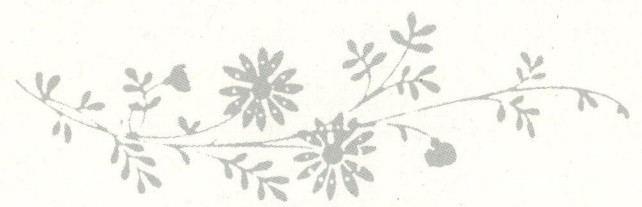

Zweites Chakra: svadhisthana

(Lieblingsruheort)
Vorwärtsbeugen

Karmische Beziehungen:
Partner im Bereich der Kreativität
und Kunst, Partner in einer Liebes-
beziehung, Sexualpartner

Du kannst diese kreativen/sexuellen Beziehungen klären, indem du Wut, Schuldzuweisungen und Verbitterung
loslässt. Durch die Praxis wirst du erkennen, dass die Art,
wie dich andere behandeln, daher kommt, wie du andere
in der Vergangenheit behandelt hast. Vorwärtsbeugen
bringen dich in deine Vergangenheit zurück, um dir die
Möglichkeit zu geben, sie zu reflektieren und zu heilen.
Verabschiede dich hierzu von Groll und Bitterkeit, die du
vergangenen Partnern gegenüber in dir trägst.
**Das Üben von Vorwärtsbeugen entwickelt Kreativität
und beseitigt Trauer und Neid.**

Drittes Chakra: manipura

(Juwel in der Stadt)
Drehungen

Karmische Beziehungen:
andere, die du verletzt hast
(Konzentriere dich hier vor allem
auf die Tiere, die du gegessen hast
oder denen du Schaden zugefügt hast.)

Drehhaltungen schaffen eine gute Möglichkeit, darüber
nachzudenken, welches Essen man gegessen und ob man

dadurch vielleicht anderen, auch anderen Tieren, geschadet hat. Erkenne deine ungewollte Selbstsucht an und bitte um Vergebung. Fühle dich nicht schuldig. Was du in deiner Vergangenheit getan hast, ist vergangen. Du kannst es nicht mehr ändern, aber du kannst dich in Zukunft auf eine neue, mitfühlendere Art verhalten. Beginne jetzt damit. Erkenne, dass du andere aus einem Mangel an Selbstvertrauen verletzt hast. Diese Praxis schafft den Rahmen, dies zu heilen.

Das Üben von Drehhaltungen entwickelt Vertrauen und beseitigt Wut.

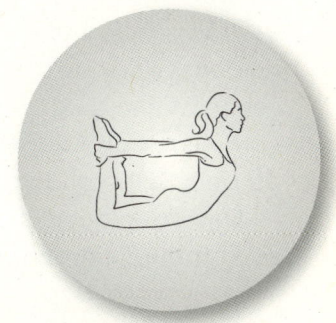

Viertes Chakra: अनाहत
(Ungeschlagen)
Rückbeugen

Karmische Beziehungen:
andere, die dich verletzt haben

Habe die Herzensgröße loszulassen, anderen zu vergeben und weiterzugehen. Sei dir bewusst, dass andere, genau wie du, in jedem Moment ihr Bestes geben. Rückbeugen erlauben es, weiterzugehen in die Zukunft. Die Leichtigkeit, mit der du dich in Richtung Zukunft bewegst, spiegelt sich darin, wie leicht es dir fällt, anderen zu vergeben.

Das Üben von Rückbeugen entwickelt Mitgefühl und Vergebung und beseitigt Hass und Feindseligkeit.

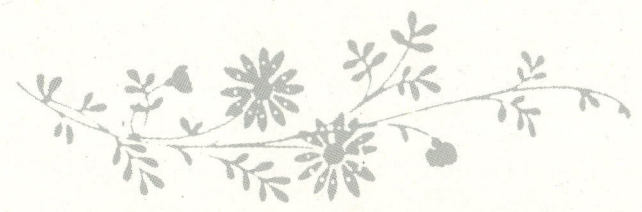

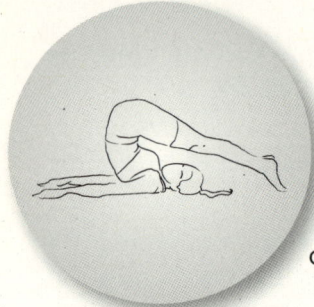

Fünftes Chakra: ṿịṣḥụḍḍḥạ
(Giftbeseitigung)
Schulterstand, Pflug, Fisch

Karmische Beziehung:
du selbst

Die Reinigung dieses Chakras hilft dir, Satya, die Reinheit der Sprache, zu entwickeln. Sie erlaubt dir zu sagen, was du meinst, und zu meinen, was du sagst. Sie befähigt dich, dich selbst als heiliges Wesen zu sehen, das fähig ist, andere aufzubauen. Wenn du Erleuchtung erlangen willst, musst du beginnen, dich selbst als würdig zu sehen. Wenn du gelobst, nach Erleuchtung zu streben, um zum Glück und zur Befreiung anderer beizutragen, wirst du dein Selbstbild von Arroganz und Zynismus befreien.
Das Üben des Schulterstandes entwickelt die Fähigkeit zu kommunizieren und beseitigt Zynismus.

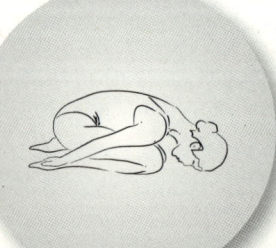

Sechstes Chakra: ạjñạ
(Kommandozentrale)
Stellung des Kindes

Karmische Beziehung:
Lehrer

Wenn du dich vor einem anderen verbeugst, weil du ihn als deinem Lehrer anerkennst, reinigt dich das mächtige Elixier der Demut. Es befreit dich von Selbstsucht, Eifersucht und Stolz, die Anhaftung an das Ego löst sich auf. Ein wahrhaft heiliges Wesen ist ein demütiges Wesen. Guru bedeutet „das Erleuchtungsprinzip", es arbeitet durch deine Lehrer. Wenn du deine Lehrer als heilig siehst, verbindest du dich mit der Kraft, die die gesamte Welt erleuchten kann!

Das Üben der Stellung des Kindes entwickelt Demut und beseitigt Zweifel.

Siebtes Chakra: ṣảhảṩrảrả
(Tausendblättriger Lotus)
Kopfstand

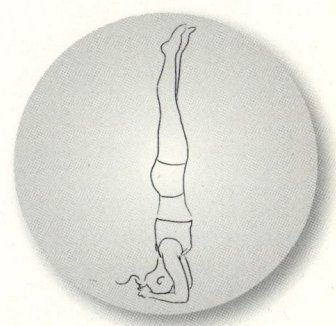

Karmische Beziehung:
das Göttliche oder
Höhere Selbst

Die Erkenntnis, die im yogischen Zustand des Samadhi liegt, ist die heilige Einheit allen Seins. Sobald das Bewusstsein der umfassenden Einheit von Individuum, Natur und Göttlichem entsteht, kann Trennung überwunden werden.

Das Üben des Kopfstands kann zur Erleuchtung führen und beseitigt Trennung.

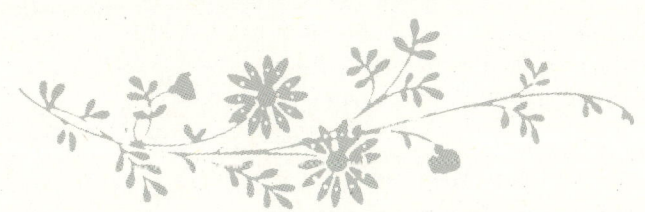

quellen

Bücher

* *101 Reasons Why I´m a Vegetarian* von Pamela Rice
* *Animals as Persons* von Gary Francione
* *Animal Liberation (Die Befreiung der Tiere)* von Peter Singer
* *An Unnatural Order* von Jim Mason
* *Battered Birds: Crated Herds* von Gene Bauston
* *Becoming Vegan* von Brenda Davis und Vesanto Melina
* *Breaking the Food Seduction* von Neal Barnard
* *Creating True Peace (Wahren Frieden schaffen)* von Thich Nhat Hanh
* *Diet for a New America (Ernährung für ein neues Jahrtausend)* von John Robbins
* *Dominion* von Matthew Scully
* *Empty Cages* von Tom Regan
* *Eternal Treblinka (Für die Tiere ist jeden Tag Treblinka)* von Charles Patterson
* *Farm Sanctuary* von Gene Baur
* *Green Yoga* von George und Brenda Feuerstein
* *Gods of Love and Ecstasy* von Alain Danielou
* *Hope´s Edge (Hoffnungsträger)* von Frances und Anna Moore Lappé

* *Making Kind Choices* von Ingrid Newkirk
* *One Can Make a Difference* von Ingrid Newkirk
* *Peace to All Beings* von Judy Carman
* *Sea of Slaughter (Der Untergang der Arche Noah. Vom Leiden der Tiere unter den Menschen)* von Farley Mowat
* *Seeds of Deception (Trojanische Saaten)* von Jeffrey M. Smith
* *Skinny Bitch (Die Wahrheit über schlechtes Essen, fette Frauen und gutes Aussehen. Schlanksein ohne Hungern!)* von Rory Freedman und Kim Barnouin
* *Slaughterhouse* von Gail Eisnitz
* *Strolling With Our Kin* von Marc Bekoff
* *Thanking the Monkey* von Karen Dawn
* *The China Study (China Study – Die wissenschaftliche Begründung für eine vegane Ernährungsweise)* von T. Colin Campbell, Ph. D., und Thomas M. Campbell II
* *The Food Revolution (Food Revolution)* von John Robbins
* *The Inner Art of Vegeterianism (Überleben unter Fleischessern. Tipps und Strategien für VegetarierInnen)* von Carol J. Adams
* *The Mad Cowboy* von Howard Lyman
* *The Textbook of Yoga Psychology* von Sri Brahmananda Sarasvati
* *The World Peace Diet* von Will Tuttle
* *The World Without Us (Die Welt ohne uns. Reise über eine unbevölkerte Erde)* von Alan Weisman
* *Your Right to Know* von Andrew Kimbrell

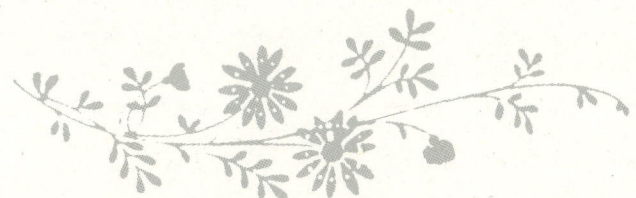

Filme

* Chew on This
* Cow
* Earthlings (auch mit deutschen Untertiteln erhältlich)
* I Am an Animal
  (die Geschichte von Ingrid Newkirk und PETA)
* Meet Your Meat (http://meetyourmeat.de)
* Peacable Kingdom
* The Animals Film (Der Tierfilm)
* The Witness

Organisationen

* Abolitionistischer Ansatz
  www.abolitionistapproach.com
  (teilweise deutsche Übersetzungen erhältlich)
* Animal Mukti · *www.animalmukti.org*
* Farm Sanctuary · *www.farmsanctuary.org*
* Howard Lyman Fakten & Links · *www.madcowboy.com*
* Jivamukti Yoga
  www.jivamuktiyoga.com und *www.jivamuktiyoga.de*
* Karen Dawn Medienberichte · *www.DawnWatch.com*
* PETA · *www.peta.org* und *www.peta.de*
* Ärztekomitee für verantwortungsbewusste Medizin
  www.PCRM.org
* Vegan Outreach · *www.veganoutreach.com*

(Wenn möglich, wurden die Titel deutscher Übersetzungen, deutscher Referenzen und Filmtitel beigefügt, um den deutschsprachigen Lesern die Möglichkeit zu geben, sich weiter in die Materie zu vertiefen.)

glossar

Abhinivesha: übermäßige Angst vor dem Tod, eines der fünf Kleshas oder Hindernisse auf dem Weg zur Selbsterkenntnis

Abhyasa: sich in etwas hineinwerfen; beständige, kontinuierliche Übung; wiederholtes Bemühen; Abhyasa führt zu spiritueller Entwicklung und Weisheit.

Abolitionist: jemand, der Sklaverei abschaffen oder aufheben will

Ahimsa: Praxis der Gewaltlosigkeit und der Gewaltfreiheit

Antu: so soll es geschehen

Aparigraha: Freiheit von Gier

Asana: Sitz; die Praxis, sich gut mit der Erde und allen Wesen zu verbinden

Asmita: Identifikation mit dem Ego oder dem persönlichen Selbst; eines der fünf Kleshas oder Hindernisse auf dem Weg zur Selbsterkenntnis

Asteya: Nicht-Stehlen

Avidya: Unwissenheit; sich selbst, andere und die Realität für etwas halten, was sie nicht sind; die Realität als etwas anderes als sich selbst oder getrennt von sich wahrnehmen; unerleuchtete Vorstellung, dass man als Individuum getrennt vom Ganzen existiere; eines der fünf Kleshas oder Hindernisse auf dem Wegzur Selbsterkenntnis

Bhav: der göttliche Zustand der Einheit; sich heilig fühlen – mit dem Ganzen verbunden

Brahmacharya: Brahma (hinduistischer Gott der Schöpfung oder die kreative Kraft der Entstehung) + Charya (Mittel zum Zweck); Enthaltsamkeit oder die Fähigkeit, sexuelle Energie auf die Erleuchtung auszurichten; Sexualität nicht selbstsüchtig zur Manipulation anderer nutzen

Dharana: Konzentration; die Praxis, den Geist weg von einem zerstreuten, unzusammenhängenden Zustand und hin zur Fokussierung und Ganzheit zu bringen; die notwendige Voraussetzung für Meditation

Dharma: das, was die natürliche Ordnung/das kosmische Gesetz unterstützt, aufrechterhält, zusammenhält

Gentechnisch modifizierte Organismen (GMO): Organismen, deren Gene manipuliert oder verändert worden sind. Menschen verändern die Gene von Pflanzen und Tieren, um mehr Profit zu machen. Dieses Verfahren hat bisher keine Vorteile für die menschliche Gesundheit, die Tiere, Pflanzen und das Ökosystem geschaffen.

Hatha Yoga: Verbindung oder Vereinigung von Sonne und Mond, die das Selbst und die anderen symbolisieren

Heilige Schriften: Worte der Weisheit, zur Inspiration und Führung derjenigen, die einem spirituellen Weg folgen; sie wurden von den Rishis oder Weisen niedergeschrieben; einige Beispiele sind: die Bibel, der Koran, die Veden, die Upanishaden, die Yoga-Sutras, die Hatha Yoga Pradipika und die Bhagavad Gita

Himsic: schädlich

Kirtan: Lobpreisung; den Namen Gottes in Ruf- und Antwort-Form singen. Kirtan ist eine Praxis, die den unsteten Geist zur Ruhe kommen lässt.

Klesha: Hindernis; Hürde. Patañjali nennt fünf Kleshas oder Hindernisse, die das Erreichen von Yoga verhindern: Avidya (Unwissenheit), Asmita (Egoismus), Raga (Vorlieben), Dvesha (Abneigung) und Abinivesha (Angst vor dem Tod).

Jiva: individuelle Seele

Jivanmukta: befreite Seele

Jivanmukti: Zustand der Befreiung

Lokah: Ort

Meme: die Blaupause einer Zivilisation, Kultur oder Lebensweise, die dem Geist eines jeden Mitglieds dieser Kultur eingeprägt wurde, die nicht mehr infrage gestellt und so zur Leitideologie wird

Moksha: Befreiung, Freiheit von Avidya

Pranayama: Kontrolle der Lebenskraft, um sie auszudehnen oder freizusetzen; das vierte Glied des von Patañjali beschriebenen achtgliedrigen Ashtanga-Yogapfades

Pratishthayam: eine bestimmte Praxis meistern, eine bestimmte Praxis zur zweiten Natur werden lassen; das Ergebnis von Abhyasa

Raja Yoga: Yoga des Königs; das Yogasystem, das die acht Glieder des Ashtanga Yoga zusammenfasst [ashta (acht) + anga (Glied oder Verbindung)]

Sadhana: bewusste spirituelle Praxis

Samadhi: sam (gleich) + *adhi* (das Höchste); Erleuchtung; Ekstase; vollkommenes Aufgehen; Yoga

Samsara: sam (gleich) + *sara* (Bewegung); immer wieder in Bewegung gesetzt werden; der Zyklus der Wiedergeburt

Satsang: sat (Wahrheit) + *anga* (Glied oder Verbindung); in Verbindung mit und in Zusammenhang stehend mit der Wahrheit

Satya: Ehrlichkeit

Sattvic: rein; harmonisch; klar

Shunyata: Leere; Substanzlosigkeit; wird mit dem weiblichen Prinzip gleichgesetzt; verweist damit auf das, was in seinem Potenzial grenzenlos ist. Die Realität ist leer und erscheint so, wie der Betrachter sie sieht. Wie der Betrachter die Realität sieht, ist abhängig von seinem Karma.

Siddhi: Kraft oder außergewöhnliche Fähigkeit, die durch die Yogapraxis entsteht

Sukha: guter Raum; inmitten des Glücks; Freude; Freiheit von Leid

Tantra: verschiedene Techniken oder Methoden, die dazu benutzt werden, das Bewusstsein auszudehnen und Avidya zu überwinden

Vinyasa: vi (bewusstes Platzieren) + *nyasa* (absichtsvoll etwas in einer bestimmten Reihenfolge anordnen); jeden Augenblick bewusst und aufmerksam handeln, so dass die Sequenz der aufeinanderfolgenden Handlungen zu einem gewünschten Ziel führt; eine Art, Asanas zu üben, in der systematisch angeordnete Sequenzen mit bewusster Atmung und Intention verbunden werden, um Nirodha, die Beendigung der Bewegungen des Geistes, zu erlangen

Viveka: Weisheit, die unterscheiden kann; die Fähigkeit, zu unterscheiden, was real, wahrhaftig oder ewig und was nicht real, was falsch oder vergänglich ist

Yama: Einschränkung

Yoga (als Ziel): der Zustand der Erleuchtung; Samadhi; Ekstase; die Einheit mit allem Sein; das Auflösen der Trennung

Yoga (als Übung): Praktiken, die geübt werden, um Erleuchtung zu erlangen und die Einheit allen Seins zu erkennen

danksagungen

Mein Dank geht an Victor Schonfeld und Myriam Alaux, die Macher der Dokumentation *Der Tierfilm,* die mein Leben verändert und mich zum Engagement für Tiere und Veganismus gebracht hat, und an Robert Wyatt, der die Filmmusik komponiert hat. An Raoul Goff, Lisa Fitzpatrick, Arjuna van der Kooij, Brenda Knight, Mary Tereul und Lucy Kee vom Verlag Mandala Publishing für ihren Mut, uns immer Bücher zu geben, die unser Leben bereichern, und dafür, dass sie mir die Möglichkeit gegeben haben, dieses Buch zu schreiben. Aufrichtige Wertschätzung geht an meine liebe Freundin, Debra DeSalvo, die seit langen Jahren meine Lektorin ist und mir geholfen hat, dieses Buch zu verwirklichen. Ohne ihre fabelhafte Lektoratsarbeit wäre dieses Buch nie fertig geworden. Meine Wertschätzung gilt auch Vallabhdas, Paul Steinberg, Lois Laxmi Hill, Jaimie Epstein und Banka, die in letzter Minute eingesprungen sind, um sowohl Ordnung in meine Fußnoten zu bringen als auch den Text Korrektur zu lesen und sorgfältig zu redigieren. An David Life, dafür dass er das erste Manuskript gelesen hat, seine wertvollen Einsichten mit mir geteilt und mich unablässig emotional und technisch unterstützt hat. An meine ehrwürdigen Lehrer, Shri Brahmananda Sarasvati, Swami Nirmalananda, Sri

K. Pattabhi Jois und Shyamdas, die mich den Wert des Sanskrit gelehrt haben und mir auch die Bedeutung und die Kostbarkeit des Mitgefühls vermittelten. Ich bin von Ehrfurcht erfüllt und auf ewig dankbar für die steigende Zahl von Jivamukti-Lehrern, denen die Tierrechte ein Anliegen sind und die mutige Wege finden, die Botschaft des Veganismus in ihren Stunden weiterzugeben. An meine treuen Freunde und Mit-Aktivisten, die mich inspirieren, weiterhin radikal zu sein und mich für die Tiere einzusetzen, selbst wenn man dafür verspottet und angegriffen wird und sogar mit heftiger Gegenwehr zu rechnen hat: Ingrid Newkirk, Micheal Franti, Julia Butterfly Hill, Russell Simmons, John Robbins, Gene Baur, Martin Rowe, Will Tuttle, Jim Mason, Jannette Patterson, Karen Dawn, Matthew Scully, Howard Lyman, Janet Rienstra, Kathy Freston, Kathy Stevens und Jenny Brown. Ich möchte die Arbeit von Jim Mason erwähnen, der *An Unnatural Order* verfasst hat, und von Will Tuttle, dem Autor des Buches *The World Peace Diet*. Ich ermutige alle, diese Bücher zu lesen, denn sie beschäftigen sich tiefgründig mit den historischen Aspekten unserer kulturellen Einstellungen zu Tier und Natur. Es ist mir sehr wichtig, auch meine Wertschätzung gegenüber all den Tieren auszudrücken, die ich in der Vergangenheit verletzt habe. Ich entschuldige mich für meine Unwissenheit und die Unwissenheit aller Menschen und hoffe, dass wir beginnen, mit diesem Buch die vielen Wunden, die wir euch allen zugefügt haben, zu heilen: ich spreche hiermit zu allen Tiere jeder Art, unseren Mitbewohnern auf Erden, mit denen wir unser Leben auf diesem Planeten teilen.

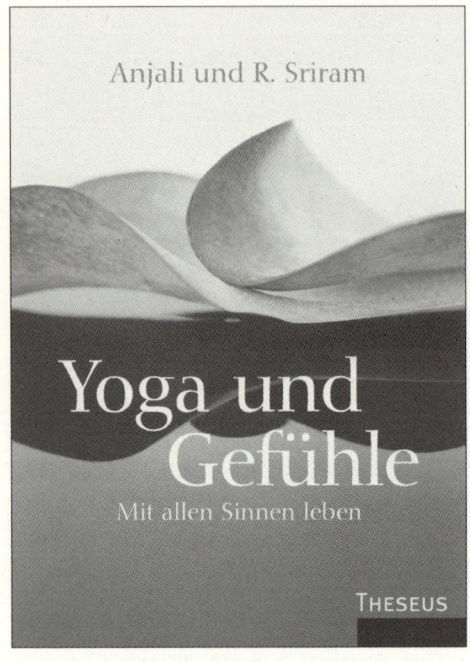

Anjali und R. Sriram

Yoga und
Gefühle
Mit allen Sinnen leben

THESEUS

Yoga und Gefühle
Mit allen Sinnen leben
160 Seiten | Hardcover
ISBN 978-3-89901-437-2

Mit allen Sinnen leben

Ganz gleich, ob es sich um angenehme Gefühle wie Liebe und Mitfreude oder um unangenehme Gefühle wie Wut und Trauer handelt: Wir müssen uns ihnen stellen und lernen, sie in unser Leben zu integrieren.

Für „Yoga und Gefühle" entwickelten Anjali und R. Sriram eine Vielzahl von Atemübungen, Meditationen und kreativen Visualisierungen, welche die Leserinnen und Leser anregen, in ihrem Gefühlsausdruck freier und lebendiger zu werden. Das Buch stützt sich vor allem auf zwei wichtige klassische Schriften: das Yogasutra und das Natyashastra, ein yoga-tantrisches Werk, das Grundlage der gesamten indischen Kunst ist und ihr symbolische Bedeutung gibt. Bilder, Geschichten und Episoden aus der indischen Mythologie runden das Buch ab und bereichern es um eine sinnliche Dimension.

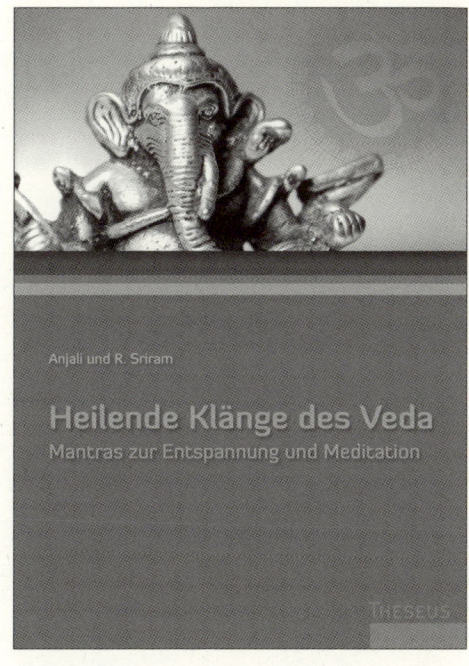

Anjali und R. Sriram

Heilende Klänge des Veda
Mantras zur Entspannung und Meditation

THESEUS

Heilende Klänge des Veda
*Mantras zur Entspannung
und Meditation*
96 Seiten | Broschur mit CD
ISBN 978-3-89901-457-2

Mantras zur Entspannung und Meditation
Inklusive CD: Heilende Mantren in Wort und Klang

*Das Rezitieren eines Mantras kann mentale und spirituelle Energien frei-
setzen, ist heilender Klang und Inspiration in einem. Der bekannte
Yogalehrer R. Sriram und seine Frau, die Tänzerin Anjali, haben kennt-
nis- reich Verse aus den indischen Veden, übersetzt und sie mit inspirie-
renden Texten und Notationen zum Originaltext versehen.*

Eine einzigartige Kombination von Buch, Klang und Poesie: Srirams
wunderbare Rezitation und die von Anjali gesprochenen poetischen
Übersetzungen lassen die Verse auf der zum Buch gehörenden CD
im ursprünglichen Stil lebendig werden. Ein kostbarer Begleiter für
Meditation, Entspannung und Yogaunterricht.

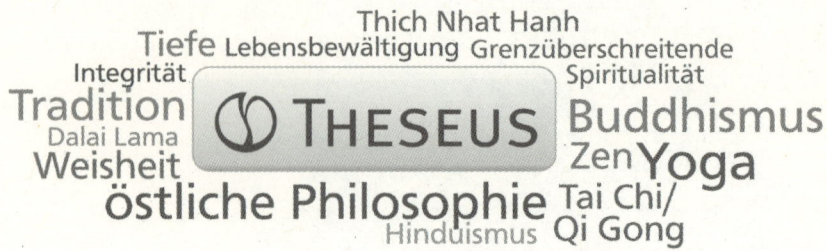

Tiefe Thich Nhat Hanh
Lebensbewältigung Grenzüberschreitende
Integrität Spiritualität
Tradition THESEUS Buddhismus
Dalai Lama Zen Yoga
Weisheit
östliche Philosophie Tai Chi/
Hinduismus Qi Gong

Mit Liebe fürs Detail und für die Umwelt

Bei der Auswahl der Inhalte, die wir präsentieren, achten
wir auf Originalität, Kompetenz, Praxisrelevanz und Qualität.
So können wir mit Herz und Seele hinter unseren Büchern,
Hörbüchern, Filmen und den anderen Produkten stehen, die
wir mit viel Liebe und Aufmerksamkeit bis ins letzte Detail
fertigen.

Wir leisten einen aktiven Beitrag zum Umweltschutz und
verbrauchen nur wirklich notwendige Ressourcen — so
sparsam wie möglich. Wir arbeiten ausschließlich mit 100%
Recyclingpapieren und setzen auf kurze Transportwege
(u.a. Fertigung unserer Produkte in Deutschland).

Inspirationen, interessante und wertvolle Neuigkeiten,
Wahres, Schönes & Gutes sowie wichtige Termine
können Sie regelmäßig in unserem Newsletter erfahren
oder hier: **www.facebook.com/weltinnenraum**

weltinnenraum.de

J.Kamphausen | Mediengruppe